中医经典名著临证精解丛书

『辨症玉函』临证精解

燕海霞 主编

中国健康传媒集团
中国医药科技出版社

内 容 提 要

《辨症玉函》为清代名医陈士铎所撰，凡元、亨、利、贞四卷，较《辨证录》更为简要，故称《辨症玉函》。首卷，识病性，辨阴阳；卷二，鉴虚实，别病类；卷三，分上下，论病源；卷四，察病本，甄真假。每证之下，先辨病因病机，再辨证型特点，并特别点明辨证的关键，每证列方剂数则。本次整理选取底本版本精良，对书中条文进行注释和精解。本书有助于临床医生更好地学习中医辨证理论，对指导临床辨证论治、提高临床疗效具有重要意义。

图书在版编目（CIP）数据

《辨症玉函》临证精解 / 燕海霞主编 . -- 北京：
中国医药科技出版社 , 2025.3
　　（中医经典名著临证精解丛书）
　　ISBN 978-7-5214-4403-2

　　Ⅰ . ①辨… Ⅱ . ①燕… Ⅲ . ①辨证论治－中国－清代
Ⅳ . ① R241

中国国家版本馆 CIP 数据核字（2023）第 238796 号

美术编辑　陈君杞
版式设计　也　在

出版　**中国健康传媒集团** | 中国医药科技出版社
地址　北京市海淀区文慧园北路甲 22 号
邮编　100082
电话　发行：010-62227427　邮购：010-62236938
网址　www.cmstp.com
规格　710×1000mm $^1/_{16}$
印张　8
字数　147 千字
版次　2025 年 3 月第 1 版
印次　2025 年 3 月第 1 次印刷
印刷　河北环京美印刷有限公司
经销　全国各地新华书店
书号　ISBN 978-7-5214-4403-2
定价　**32.00 元**

获取新书信息、投稿、为图书纠错，请扫码联系我们。

本书编委会

主　编　燕海霞

副主编　郭　睿　郝一鸣

编　委（按姓氏笔画排序）

刘国萍　许朝霞　李明珠

李媛媛　徐　璡

前　言

中医学在数千年的发展历程中，创造积累了丰富的医学理论与实践经验，仅就文献而言，现存的中医古籍就有一万三千余种。中医学独特的理论体系与临床实践，在人类社会关注健康、重视保护文化多样性和非物质文化遗产的背景下，显现出更加旺盛的生命力。中医经典著作，来自古代，文辞深奥难懂。为发皇中医古籍奥义，推陈出新，启迪后学，我们尝试编撰一部将中医古籍与现代医家临证经验有机结合的参考书，供中医院校师生、中医临床工作者和广大中医爱好者学习参考。

《辨症玉函》为清初名医陈士铎所撰。陈士铎生平著述颇丰，据初步考证，其现存著作有《石室秘录》《洞天奥旨》《辨症玉函》《脉诀阐微》《辨证录》《本草新编》《外经微言》7种。

《辨症玉函》以鉴别诊断为经，以立法制方为纬，辨证举要，洞察病源。以"阴阳、虚实、上下、真假"为辨证纲领，突破了中医"阴阳、表里、寒热、虚实"八纲的传统辨证规范而别具一格。对于每种病症，均先辨证分析，然后处方用药。其编写体例独具匠心，辨证分析紧扣提纲，用药施治切合实用，使人读之一目了然。《辨症玉函》注重中医整体观念和辨证论治原则，其辨证方法更趋实用，处方用药亦多富新意。观其书名之含义，亦在示人该书乃辨证论治之宝典。

编写团队经过前期版本调研，选择清代康熙年间《辨症玉函》刻本为底本，援引《内经》《难经》《辨证录》《洞垣全书》等通行本，适当补充校注的旁证，确保古籍原文准确。在校勘过程中，我们体会最深的是版本源流的考察、对本校的理解与应用、他校的史源及引文方式的考察。

同时，在校勘的基础上，书中还插入注释和精解，以帮助读者提纲挈领地掌握全书主旨，深入领会文义，进一步提升本书的临床实用价值。

希望本书的出版，能够带您回归经典，重温中医智慧，从中获得启迪。限于编者的学术水平，书中难免有不妥和疏漏之处，恳请专家、同道和读者批评指正，以待再版时修改、完善。

编者

2024 年 10 月

目　录

弁　言

　　人身一小天地，大都不外阴阳虚实四字。故燮理得宜，愆伏可以不患；调剂有法，疾病因之无虞。是在司命者有以辨之而已。苟临症疏略，不暇加辨，以致毫厘千里，误人于俄顷者，曷可胜叹。此陈子远公《辨症玉函》之所为著也。陈子为于越世胄，幼抱匡济，恒以公辅自命，人亦无不以公辅期之。赍志未售，间留心于经世之学，当途者殷勤征聘，争欲延致。后因远陟苍梧，雅慕独秀栖霞诸胜，遍历幽隐，遇一庞眉修髯，衣冠岸伟者，相与坐语移日。因出其囊中一编授之曰："熟此可以普济世人。"盖活人于笔端，与活人于指下，均之跻斯民于寿域也。陈子携归展读，悉岐黄辩论问答语，与世之所传《内经》《素问》诸书迥异，始悟前此之成编累帙，皆伪托以行世者。陈子掩关肆习，不数年间，即以医学擅名于时。客岁余仲子忽婴异症，遍召诸医，不特不能祛病使去，并不能辨病所自来，转辗迁延，经年弥剧。苍崖姜世兄亲见所苦，因为推毂。适陈子以秋试入省，亟延胗视。一剂奏功，再服而十减四五矣。余力扣其所蕴，知授受有自，大异寻常，殊恨相知之晚也。陈子随有钜鹿之游，濒行出是编以示余曰："是书吾久欲问世，憾剞劂无资，有怀未遂耳。"因忆当年余白下友人有居要津者，向有膏丹异方，颇自珍秘。余偶过告归，主人厚照以壮行色，余坚却不受，且请曰："归装粗办，不敢以行李相累，惟得所藏秘方，以广利济，是吾愿也。"友人谊余言，探囊录授。余归即购求珍药，按方虔制出。遇有疾患呻吟者，辄牵止畀之，靡不立效。后请乞渐广，穷乡僻壤，山陬海澨，梯航跋涉，款门祈恳者无虚日，惟不喜给富人，为其力能疗治也。余行之数十年，未尝有怠色，虽岁有所损，然拯患而起废者，当不可以数计矣。今乃秘帙当前，历有成验，忍于宝山空返耶？爰为授梓，以公当世。倘陈子游展所不及至，诊视所未及施，庶几执是编辨症而区处之，不无小补，知不徒

1

为纸上陈言也。陈子所辑《洞垣秘笈》尚富，未能一一锓行，其以是编为嚆矢也可。

时康熙癸酉嘉平之望

天都王之策慎庵氏题于古修堂

阴症阳症辨

伤风伤寒

【原文】伤风与伤寒相似，阴症与阳症宜知。若不辨明，杀人多矣。虽仲景张公有伤寒专门之书，我可不必再传，然而各有不同，正不可不传也。伤寒之异于伤风者，何以辨之？一在感之轻，一则感之重也。伤风者，伤寒之轻者也；伤寒者，伤风之重者也，原无大分别，苟不急治之，则伤风者即变为伤寒矣。盖人之元气，最恶外邪，人身一感风邪，则元气必然与邪相战。元气旺者，邪不能深入，不能深入，邪自然留于皮毛之间，而不敢入于腠理之内。不过一二日而邪散者，正气以祛邪之易也。若正气虚者，则入于内而变为伤寒矣。非伤风伤寒之有异也，有异于人之元气虚弱而已矣。然则遇风邪之侵入者，开手[1]即用补正祛邪之药，何至伤风之变为伤寒哉？若既已风入于腠理之内，则邪即有阴邪、阳邪之分矣。大约入于府则为阳邪，入于藏则为阴邪矣。是邪亦无阴阳之分，亦分于人之藏府[2]之阴阳也。然而府又不同，藏又各异，又从何处以辨之哉？我有一法，辨症最易。大约身热而烦躁者，阳症也；身热而安静喜睡者，阴症也。虽阴症阳症中各有分别，而此法终为千古不易之论也。倘一遇风

3

寒之侵体，无论是伤寒伤风，一剂即愈，断不须二剂也。方名转春丹。此治初起之伤寒伤风也。倘三日后身有不凉者，此成伤寒之症矣。亦不必问其阴症阳症，吾有一方治之，随手而回春矣。方名回春丹。一剂身即凉而邪即退，再一剂全愈[3]矣。倘不听吾言，则变症蜂起矣。可查仲景专门治之，二方之妙，各有深意。转春丹用桂枝与麻黄、柴胡可并用，使邪入太阳者速散，而邪不敢入于少阳之间。且邪原未入内，故可用补药以和解之。方中所以用芍药先去平肝，使邪之门路速断；用茯苓又引邪从膀胱太阳下行，自然随手奏功，转一阳于顷刻也。回春丹之妙，妙在不用芍药、桂枝，盖邪已入里，已离太阳之经，何必又用桂枝？况邪由卫而入于少阳之经，倘更用芍药，不特[4]不能平肝，而且引邪入肝矣。盖肝最恶邪侵。于未近邪之时可以未雨绸缪而已，近邪之顷，难于及时杜绝，余方中所以不敢用之也。石膏、麻黄、青蒿之类，纯是入卫祛邪之圣药，单攻一府，而邪自难留，不得不从外而入者，仍从外而出矣。况方中又多调济之品，有不奏功如响者乎？世人细思吾方，即授之以治伤寒之症，又安有杀人而比之刀刃者哉？

转春丹

桂枝五分　柴胡一钱五分　麻黄三分　白芍五钱　茯苓三钱　甘草一钱　陈皮七分　白术三钱　半夏三分　神曲一钱　苏叶八分　水煎服。

回春丹

麻黄一钱　石膏二钱　青蒿五钱　柴胡二钱　甘草一钱　茯苓五钱　当归五钱　陈皮一钱　神曲一钱　麦冬三钱　生地三钱　白芥二钱　人参三分　玄参二钱　水煎服。

【注释】

[1] 开手：开始、起始。

[2] 藏府：同"脏腑"，下同。

[3] 全愈：病愈。全，通"痊"。下同。

[4] 特：只，但。

【精解】本门主要讲述了伤风与伤寒的区别及各自的辨证论治。伤风为外感风邪，邪不能深入，邪自然留于皮毛之间，而不敢入于腠理之内。一旦正气虚，入于内，则变为伤寒。伤寒又分阴阳，入于腑，则为阳邪，入于脏，则为阴邪。无论伤风、伤寒，疾病初起用转春丹，桂枝、麻黄、柴胡可并用，使邪入太阳者速散，而邪不敢入于少阳之间，麻黄味辛发散，性温散寒，主入肺与膀胱经，善于宣肺气、开腠理、透毛窍而发汗解表，发汗力强。桂枝具有发汗解肌、温通经脉、助阳化气、平冲降气的功效。疾病三四日未愈，成伤寒之症，方可用回春丹，石膏、麻黄、青蒿皆可入卫祛邪。

《伤寒论·伤风病脉证并治》："风为百病之长，中于面，则下阳明，甚则入脾；中于项，则下太阳，甚则入肾；中于侧，则下少阳，甚则入肝；病变不一，慎毋失焉。"说明风邪善行而数变，在疾病未发生发展到传变时，应及时用药，防治传变。

《万病回春》中记载伤风与伤寒："脉阳浮而阴弱，谓之伤风。邪在六经俱弦加之。阳浮，卫中风也；阴弱，荣气弱也。风伤阳，故浮虚也。脉浮紧而无汗，谓之伤寒。寒伤荣，荣实则卫盈。阳浮紧，邪在上焦，主欲吐也。"《伤寒六书》中讲伤风伤寒的治疗："热盛而烦，手足自温，脉浮而紧，此伤风见寒也。不烦少热，四肢微厥，脉浮而缓，此伤寒见风也。二者为荣卫俱病，法虽用大青龙汤，此汤峻险，不可轻用，须风寒俱盛，又加烦躁，方可与之，不若羌活冲和汤为神药也。"可见，临床诊疗应分清伤寒与伤风的区别，根据病情部位、轻重缓急，辨证论治。

中风

【原文】中风之症，世人以风治之，误之甚矣。盖中风之症，乃人阳气虚与阴气涸[1]而中之也，何尝有风哉？人见其疾之忽然而来，有如暴风疾雨，遂以风名之，其实乃中气而作中风也。治之法，一治风无不死者，必须治气，始能有效。然而中气不同也，内有中阳气之虚，有中阴气之涸，又不可不辨也。中阳气之虚者奈何？其人一时卒倒，口吐白沫，痰声如齁，目直视，胡言乱语者，阳症也。若中阴气之涸者，亦一时卒倒，目不知人，时而躁，时而静，欲睡不能言，痰如锯，吐不绝，口中流涎不止，盖阴症也。二症亦相同者，均不知人，最难辨而最易辨也。易辨者何？辨之眼而已矣。眼直视者，气虚也；眼双闭不开者，阴虚也。二症皆能遗尿手撒，皆不治之症也。然而遗尿手撒，亦可治之，大约十人中亦可救四五者，非尽不可救也。倘阳虚而中者，用三生饮，必须用人参二两或三两，始可回生。与其日后用之，不若乘其欲绝未绝之顷，多用人参，可转死回生之易也。至治阴虚而中者，又不可纯用三生饮，古无专方留下，我今酌一奇方，以救世人之阴虚中风者，神效。方名十宝丹，一剂即回春也。此方俱是纯阴之剂，然又何以兼用人参？不知无阳则阴无以生，必须加参为佐使，则阴生于阳之中，而阳回于阴之内，两相须而两相成也。苟或舍三生饮以救阳虚之中风，而改用祛风、祛痰之药，我未见能生者。即或用三生饮矣，而少用人参，多加祛痰之品，即或不死，未有不成半支风与偏枯等症。以三生饮治阴虚中风，亦无不死者。苟听吾言，用吾之方，自庆生全。倘怪吾药品之多，改重为轻，恐难免半支偏枯之症矣。愿人敬守吾训。盖吾之方，必须照吾分两以治初中之时，不可妄自加减。或用此方之后，以病人脾胃之弱，量为加减，亦未为不可。但切不可加入风药一味，以杀人于俄顷[2]也。慎之慎之！

十宝丹

麦冬三两　熟地三两　山萸二两　白芥子二钱　人参五钱　菖蒲一钱　茯苓五钱
沙参五钱　五味三钱　丹皮二钱　水煎服。

【注释】

[1]涸：《说文解字》："水源枯竭。"

[2]俄顷：出自《江赋》，片刻、一会儿的意思。

【精解】本门主要讲述了中风的辨证。中风非外来之邪，精血内耗，水不涵木，肝阳偏亢，宜先调气，补阴潜阳。口吐白沫，痰声如鼾，目直视，胡言乱语者，为阳症的表现，方用十宝丹，纯阴之品加人参，使阴生于阳之中，而阳回于阴之内，两相须而两相成也。

《素问·生气通天论篇》说："阳气者，烦劳则张。"即指人身阳气，若扰动太过，则亢奋不敛。本病也可因操持过度、形神失养，以致阴血暗耗、虚阳化风扰动为患。再则纵欲伤精，也是水亏于下，火旺于上，发病之因。情志不畅，可引动内风而发卒中。临床以暴怒伤肝为多，因暴怒则顷刻之间肝阳暴亢，气火俱浮，迫血上涌则其候必发。忧思悲恐，情绪紧张均为本病的诱因。肝与情绪关系最为密切，所以中风宜从肝论治。

《灵枢·刺节真邪》中记载中风："虚邪偏客于身半。其入深，内居营卫，营卫稍衰，则真气去，邪气独留，发为偏枯。"意为虚邪偏中、留止于人体的一侧，如邪气深入，内犯荣卫，使荣卫渐渐衰弱，则真气离去，邪气独留，就会发展为半身不遂。对于中风的中医临床试验研究发现，中风早期常采用通腑法以降逆气、泻腑实，可缩短病程，减少后遗症，有利于缺血性中风患者神经功能缺损快速康复，且不良事件少，应用通腑法治疗中风已是中医界的共识。

预防中风应及时治疗原发病（如动脉硬化、糖尿病、冠心病），重视中风的先兆征象（如头晕、头痛、肢体麻木），消除中风的诱因（如情绪波动、过度疲劳），使饮食结构合理（低盐、低脂肪、低胆固醇等）。

吐症

【原文】大凡吐症，多是胃气之伤，然而胃气不同，有阴阳之别。如吐而有声或痛者，阳症也。倘吐而无声，又纯是清水，或今日饮食而明日尽情吐出者，乃阴症也。或腹中不痛，或遇寒即发，无非阴症。倘辨之不清，妄自用药，必致杀人。我亦更传一法，以辨阴阳之殊，亦看舌之滑与燥而已矣。大约阳症口必渴而舌必燥；阴症口不渴而舌且滑也。治之法，阳症之吐，用方名为引火止吐汤。此方之妙，妙在茯苓至一两。盖[1]火势之上冲，由于水道之下闭，用茯苓以健胃，又利水下行，黄连止心火，余俱[2]调和得法，自然火不逆而水下通，又何至吐逆之生耶？至于阴虚作吐，实为难治，不比阳吐，一剂便可奏功也。盖阴虚而吐，乃肾中之火虚也。肾火既衰，则脾无火养，食留脾中，成为阴寒世界，下不能化，自然上涌而吐矣。法当温补命门之火，使火生水中，然后土生火内，方用济火神丹，服后即用饭压之，一剂轻，二剂更轻，十剂愈，三十剂全愈矣。盖阴病之吐，其来非一日矣。不大补之，则阴不能生，而阳不能化。或求速效，再加人参三钱，于方中可减十分之二，然终不若原方之妙。盖病是纯阴，不必再借阳药，况方中原有白术，阳药在其中矣，又何必更用参之多事哉。人不知生病之重，惟求速愈，或改用吾方，或别求治病，未必不反害之也。

引火止吐汤

黄连一钱　茯苓一两　白术五钱　陈皮一钱　神曲一钱　麦冬一钱　人参二钱　砂仁一粒　霍香[3]五分　生姜三片　水煎服。

济火神丹

肉桂三钱　熟地一两　山萸五钱　五味二钱　茯苓五钱　山药一两　肉果二枚　白术一两　芡实五钱　水煎服。

【注释】

[1] 盖：副词，大概。

[2] 俱：都。

[3] 霍香：霍香传说为人名，因为是药草的缘故，现人们在"霍"字头上加了一个"草"头，将"霍香"写成"藿香"。

【精解】本门主要讲述了吐症的辨证论治。吐而有声或痛者，为阳症；吐而无声是清水，或今日饮食而明日尽吐出者，为阴症；治疗宜辨别阴阳。阳症之吐，用方名为引火止吐汤，阴症之吐，用方名为济火神丹。

《素问·至真要大论篇》："诸呕吐酸……皆属于热。"刘完素《素问玄机原病式》指出："凡呕吐者，火性上炎也，无问表里，通宜凉膈散。"《三因极一病证方论·呕吐叙论》："呕吐虽本于胃，然所因亦多端，故有饮食寒热气血之不同，皆使人呕吐。"《金匮要略》对呕吐的脉证治疗阐述详尽，而且认识到呕吐有时是人体排出胃中有害物质的保护性反应，"夫呕家有痈脓，不可治呕，脓尽自愈"。

呕吐的病名最早见于《黄帝内经》。《素问·举痛论篇》："寒气客于肠胃，厥逆上出，故痛而呕也。"《素问·至真要大论篇》："诸呕吐酸……皆属于热。"吐症多由于外邪侵袭、饮食不节、情志失调、脾胃虚弱引起，病机为胃失和降，气逆于上。治疗宜和胃降逆，实症宜解表、消食、化痰、理气，以期邪去胃安；虚症宜益气、温阳、养阴。《景岳全书·呕吐》曾谓："呕吐一症，最当详辨虚实。实者有邪，去其邪则愈；虚者无邪，则全由胃气之虚也。所谓邪者，或暴伤寒凉，或暴伤饮食，或因胃火上冲，或因肝气内逆，或以痰饮水气聚于胸中，或以表邪传里，聚于少阳、阳明之间，皆有呕症，此皆呕之实邪也。"

突发吐症多属邪实，治疗较容易，预后比较良好。痰饮与肝气犯胃的吐症，易复发。久病吐症，多属正虚，病程较长，且易反复发作，较为难治。若呕吐不止，不思饮食，容易变生他证，预后不良。呕吐不止的患者应卧床休息，密切观察病情变化。避免服用刺激性气味大的药物，否则随服随呕，更伤胃气。服药方法，应少量频服为佳，以减少胃的负担。根据患者情况，以热饮为宜，并可加入少量生姜或生姜汁，以免格拒难下，逆而复出。

泻症

【原文】泻症泻有倾肠而出者，最可畏之病也。倘治之少迟，必至气绝而亡。但泻中有阴阳之分，不可不急辨之也。如大泻五六十次，或百余次，或数百次，纯是清水，完谷不化，人以为寒也，然其中亦有热症。但寒症水泻，心腹不痛，大肠不后重作楚。若热症之泻也，不然，必腹痛不可按，有后重之苦。倘不辨明而用药下喉，必死矣。吾今传二方，一治阴症，一治阳症也。阳症用车前、茯苓，最是利水之品，而白术又是健脾去湿之药，加入肉桂以取其气，引入膀胱，同泽泻同群共济，自然定乱扶危，转祸为福。又何必用人参以救绝哉？倘富贵之人，不妨用人参五钱，或一两为妙。我传方不入参者，欲救贫穷之客也。方名导水止流汤，其治阴症之泻，则又不同。虽此方亦可相通，而终不可执之以概治也。另传方者，名为扶火消水汤。二方之妙，各有深意。前方泻水而不耗其气，后方补火而培其气也。

导水止流汤

车前一两　茯苓一两　白芍一两　甘草三钱　肉桂一分　陈皮一钱　白术五钱　神曲五分　泽泻五钱　水煎服。

扶火消水汤

白术一两　车前五钱　山药一两　芡实一两　薏仁五钱　肉桂三钱　五味二钱　茯苓五钱　水煎服。

【精解】本门主要讲泻症的辨证，泻分阴阳，泄泻出清水，完谷不化，心腹不痛，大肠无后重皆是寒症的表现。若有腹痛不可按、后重等表现，必然是热症。阳症用车前、茯苓等利水之品，方用导水止流汤；阴症用肉桂等助阳之品，方用扶火消水汤。

《景岳全书·泄泻》指出泻症的病位主要在脾胃，在治疗方法中提出"利水"为上策。明代李中梓《医宗必读·泄泻》在总结前人治泻经验的基础上，认为泻的治法有"淡渗、升提、清凉、疏利、甘缓、酸收、燥脾、温肾、固涩"。

泻症应辨别病情轻重缓急及虚实。泻症病机为脾虚湿盛，脾胃受损，湿困脾土，肠道功能失调，病位在脾胃、大小肠。急性泻症多属实（湿盛）；慢性泻症多属虚（脾虚）。泻症的总体治疗原则为运脾化湿。寒湿内盛的患者宜芳香运脾、疏表散寒，方用藿香正气散，藿香为君，以其辛温之性而解在表之风寒。湿热伤中的患者宜清热燥湿、分利止泻，宜用葛根芩连汤，葛根辛甘而凉，入脾胃经，既能解表退热，又能升阳脾胃清阳之气而治下利。食滞胃肠的患者宜消食导滞、和中止泻，方用保和丸。脾胃虚弱的患者应健脾益气、渗湿止泻，方用参苓白术散。肝气乘脾的患者宜抑肝扶脾，方用痛泻要方，白术苦温，补脾燥湿。肾阳虚衰的患者宜温肾健脾，固涩止泻，方选四神丸。

疟疾

【原文】疟疾皆起于外来之风邪，然而内无痰与食，终不能成疟也。虽然无痰不成疟，与无食不成疟，虽感于外来之风邪，然亦内之。阴阳之气，各有不足，三者始能相合而成疟。然则乌[1]可不辨阴阳乎？若阳症之疟也，必发于昼，或一日一发，或两日一发，必寒多而热少，其势若盛，而其病实轻。盖阳气能与邪气相战，故作战栗之状，而齿击有声也。若阴症之疟，亦有一日一发者，或两日一发，或三日一发，然发之时，必发于夜，发必寒少而热多，齿不战击[2]，身痛亦不甚，口必不十分大渴，其症似轻而实重。虽二症皆是邪侵而成，而治之法，均不可徒治其邪，但补其正，均能愈疟，原不必更为逐邪之计也。然而补正之中而少带散邪之品，未为不可，用之得当，病去如扫。吾今立二方，一治阳疟，一治阴疟。阳疟方名为扶阳散邪丹，一剂轻，二剂全愈，不必三剂也。凡阳疟不论一日二日，无不全愈，神方也。阴疟方名为益阴辟邪丹。无论一日二日三日，四剂全愈。倘四日两头[3]发之疟，久经岁月者，方中药料加一倍，增入人参五钱，亦四剂全愈。但愈后必须多服十全大补汤，不致再感而重发也。倘人不信吾言，动用祛邪之品，置阳气阴气于不问，虽心欲去疟，适所以坚疟鬼之城也[4]。

扶阳散邪丹

人参一钱　白术三钱　柴胡二钱　半夏三钱　青皮一钱　鳖甲三钱　当归三钱　生何首乌三钱　山楂廿粒　甘草一钱　水煎服。

益阴辟邪丹

熟地五钱　当归五钱　白芍五钱　何首乌五钱　白术五钱　茯苓五钱　鳖甲一两　白芥子五钱　柴胡一分　山楂十粒　水煎服。

【注释】

［1］乌：疑问代词。相当于"何""哪里"，用于反问。

［2］齿不战击：上、下齿不打颤摩擦。战击，打颤碰撞（多因寒冷）。

［3］四日两头：疟疾别称。

［4］适所以坚疟鬼之城也：实际上是给疟疾添砖加瓦。坚，坚固。疟鬼，古代对疟疾的称呼。

【精解】本门首先讲述了疟疾的病因不仅有风邪，内伤的痰与食也是疟疾发病的重要原因。《素问·疟论篇》"夫疟气者，并于阳则阳胜，并于阴则阴盛，阴盛则寒，阳盛则热"，加之体内阴阳两虚，风、痰、食才能相合而成疟。所以诊治过程辨别阴阳尤其重要。疟疾的阴阳诊断要点主要体现在发病时间、证候特点以及用药方面。阳疟多发于昼，阴疟多发于夜。阳疟患者发病常感觉寒多过热。而阴疟则相反，发病常感热多于寒。阳疟往往因为正气未衰尚能与邪气相战，患者会有战栗齿颤的症状，而误认为阳疟病情重。文中不但强调了疟疾治法上要正邪兼顾，而且分享了治阳疟的扶阳散邪丹，以及阴疟方益阴辟邪丹，临床效果显著。另外，针对病程久者，益阴辟邪丹方中药料加一倍，再加人参五钱，也是四剂痊愈，并强调了愈后还需补益正气。文中再三强调正气的重要性，不管是治法还是预后都强调固护正气，正如《黄帝内经》所说"正气存内，邪不可干；邪之所凑，其气必虚"。

疟疾应辨别轻重、寒热偏胜、正气虚实等，临床上治疟，以祛邪截疟为要务，不该早投截疟及补益之剂。但当体虚之人或久病正气无力祛邪者，扶正之法就很重要。但补法固护正气，决非一味蛮补，而是探其所虚。病久证虚者，宜益气养血，扶正以祛邪，多用何人饮；邪在少阳者，宜和解少阳，以达疟邪于外，多用柴胡截疟饮；偏热者，宜清热以解表，多用白虎加桂枝汤；偏寒者，应和解表里，温阳达邪，用柴胡桂枝干姜汤；证候多属虚实夹杂、寒热交错者，则应攻补兼施，寒热并用。

痢疾

【原文】痢亦不同，有阳痢、阴痢之分，世人不知也，皆为湿热所致，动言痢无止法，而不辨其阴阳之异，故往往杀人，可慨[1]也。阴阳之痢，《内经》亦未分别，我今日亦泄天地之奇[2]。大约便血腹疼，后重噤口者，阳痢也；腹不痛，以手按之而快者，粪门无急迫之状，日能食，无血而白痢者，乃阴痢也。虽用药得宜，一方可以兼治，然终不识症之阴阳，犹为不知痢症之人也，不可不明辨之，庶几用药可分轻重，尤易奏功如响。吾今立二方，一治阳痢，一治阴痢。阳痢方名为扫痢神丹，一剂即止血，二剂即止痢，不必三剂也。阴痢方名为化痢仙丹，一剂轻，二剂止，三剂全愈。人见血痢为重，而不知白痢感于阴分，未尝轻也，但阳痢火重而湿轻，阴痢火轻而湿重耳。阳痢之方，妙在用黄连于大黄之中，使火毒迅扫而去，不久留肠胃之中。阴痢之方，妙在用芍药之多，平肝以扶脾土[3]，使土安而水易去，其余皆是祛逐邪秽之物，各用之咸[4]宜，所以奏功尤易也。

扫痢神丹

黄连三钱　当归五钱　白芍五钱　广木香一钱　槟榔一钱　枳壳一钱　大黄五钱　车前子五钱　水煎服。

化痢仙丹

白芍一两　当归五钱　枳壳一钱　萝卜子三钱　槟榔一钱　甘草一钱　车前子一钱　水煎服。

【注释】

[1]慨：假借为"嘅"。感慨，叹息。

[2]泄天地之奇：解释其中的病因病理。

[3]平肝以扶脾土：即平肝和胃，用白芍平肝抑阳，治疗因肝郁乘脾，脾失健运的痢疾。

[4]咸：全，都。

【精解】本门首先讲述了痢有阳痢、阴痢之分，并强调了区分阴痢、阳痢的重要性，进而介绍阴痢、阳痢的区别。阳痢，便血腹疼，里急后重，而见饮食不进，食入即吐，或呕不能食。阴痢患者一般腹不痛，喜按，大便不急迫，饮食无影响，下痢白而无血。阳痢火重而湿轻，阴痢火轻而湿重。文中对此分别分享两个方剂，阳痢方名为扫痢神丹，阴痢方名为化痢仙丹。阳痢之方巧妙地将黄连和大黄配伍在一起，速清肠胃中的火毒。而阴痢之方，巧妙运用了白芍平抑肝阳之功效，平肝以扶脾土，使土安而水易去。

痢疾应辨别寒、热、虚、实，由于疾病发病的时间、地区以及机体的反应性不同，或处于不同的发展阶段，所表现的证候是不同的，因而治法也不一样。临床中常见湿热痢、疫毒痢、寒湿痢、休息痢及虚劳痢等。《类证治裁·痢证论治》："白伤气分，赤伤血分，赤白相间，气血俱伤。伤气分则调气，伤血则和血……"因此临床上治法多用消导、去滞、调气以及和血行血之法。另《医宗必读·痢疾》云："痢之为证，多本脾肾……在脾者病浅，在肾者病深……未有久痢而肾不损者。"所以临床治疗上也应始终明确祛邪与扶正的辩证关系，照顾胃气为本。

癫狂

【原文】癫狂之症，世人以癫为阴，以狂为阳，是矣。然而癫之中未尝无阳症，狂之中未尝无阴症也。何以见之？癫如羊癫牛马之症，此发之阳气之不足，阳虚则阴邪自旺，此谓之阴症宜也。然而其中又有花癫[1]之病，见男子而思亲，逢女子而不识，呼喊叫号，昼夜不止。倘亦为阴症，而用桂附之品，则立刻发狂而死矣。狂如登高而歌，弃衣而走，见水而入，此发之阳邪之有余，谓之阳症宜也。然其中有似是而非，又不可不辨。如见人则骂，逢物则瞋，躁扰不宁，欲睡不安，欲行不得，口渴索饮，见水则止。倘亦视为阳症，而投之竹叶石膏汤，下喉即死矣。然则二症终于何处辨之？亦辨之于两目有神无神而已。如阳症则目必红，而阴症则目必白也。吾定二方，一治阳癫，一治阴狂之症。阳癫方名散癫汤，此方之妙，妙在白芍用至一两，自能平肝；栀子用至五钱，自然散其郁结之火。其余柴、芥、术、苓皆去痰去湿之妙品，自然心清而火降，脾健而癫除也。阴狂方名解狂散，此方之妙，妙在用玄参二两，于群补真阴之中[2]，解散其浮游之火[3]，水足而火自消，亦火息而狂自定也。苟或辨之不清，妄[4]投药饵，生死存亡，正未可定矣。

散癫汤

白芍一两　白术五钱　当归五钱　炒栀子五钱　菖蒲五分　茯神三钱　甘草一钱　白芥子三钱　丹皮三钱　柴胡一钱　陈皮五分　水煎服。

解狂散

熟地一两　白芍五钱　当归五钱　山茱萸五钱　麦冬五钱　北五味一钱　玄参二两　白芥子三钱　菖蒲三分　生地五钱　水煎服。

【注释】

[1]花癫：病名，见清代周登庸《续广达生篇》。亦名花风、花心风。多因妇女所愿不遂或失恋等导致肝郁化火，君相火旺，肝风易动的病症。

[2]用玄参二两于群补真阴之中：玄参像生地一样可以养阴，用于滋阴降火。但不同的是玄参不像生地主要在于补阴，玄参主要在于降火，对于虚火，它是在降火坚阴，强于治疗虚火亢旺。

[3]浮游之火：又称龙雷之火、无根之火，相火不能固守本位，而腾越于上、于外也。

[4]妄：胡乱，随便。

【精解】本门主要讲述了癫狂阴阳的辨证施治，强调癫和狂都有阴阳之分，举例阳气之不足之癫为阴癫。还介绍了阴癫中的"花癫"的主要临床特征和病因病机。作者认为无论癫还是狂，阴阳若是区分不清，用药方向若是错误，就会酿成大错。作者提及狂有似是而非的阴阳辨认，认为狂症阴阳的辨别要点在于两目有神无神。作者提到阳狂目必红，阴狂目必白。文中提出阳癫方散癫汤和阴狂方解狂散。阳癫方清心降火，健脾除癫。阴狂方滋阴降火，水足火消以定狂。

经长期临床观察"癫狂症"认识到，诸症癫狂皆之首犯内神明之心，邪助于阳不助于阴则阳狂，邪流入阴不助于阳则阴癫，阴阳受邪则癫狂之疾。狂则亢，癫则痹，心动则癫狂，心安则无癫狂之疾，癫狂者阴阳之分也，阴阳重邪交错者癫狂同症。外因六淫，内因七情，损伤神志所致，五脏各藏有神，心神与脑神相通，心之内神明君主、脑之上神明统领，明代张介宾《景岳全书》中载有《宣明五气篇》曰"邪入于阳则狂，邪入于阴则痹，搏阳则癫疾，搏阴则为暗口"。笔者体验，癫则必阴，气阳不升，聚湿痰饮气滞，蒙心神，癫有阴中之阴癫，阴中藏阳之癫。狂则必阳，多为熬极实痰热盛，火旺，扰乱神明，邪助阳余，亢则实狂，阳盛于上，阴气缓下。阴中搏阳，阳中搏阴则癫狂。正如《黄帝内经》所说："重阳则狂，重阴则癫。"笔者认为，癫狂应以阳狂阳论，阴癫阴论，不能共论，阴阳并存，邪犯癫狂并论。在治疗中，以狂者首治标，癫者首求本，癫狂同症者，标本同治，施犯何宜，随症治之，正如《黄帝内经》所云："阴平阳密，精神乃治。"

咳嗽

【原文】咳嗽初起，多是阳邪之感，咳嗽日久，多是阴气之虚，然亦不可拘于此论也。有初起而即是阴虚者，有日久而仍是阳虚者，又不可不辨也。何以见初起之即犯阴经也？如日间不嗽而夜间嗽者，或朝咳之轻而夜咳之重者，虽有风邪袭之，终是阴虚使然，开手即宜用补阴之味，而佐之散风之品，则邪易去而正气不耗也。何以见日久之犹是[1]阳经也？如嗽必抬肩，咳必声振，吐痰而结成黄块，塞鼻而长流清涎[2]，或昼重而夜反安然，或坐躁而卧转宁贴，此阳气之未虚，而邪气恁[3]之而不散也。必须仍用祛风荡痰之品，而少兼之滋阴之味，则邪自散而阴气不伤也。吾今留二方，一治阴经之咳嗽，一治阳经之咳嗽。阴经方名护阴止嗽丹，此方有调济之宜，看甚平常，而奏功实神也。阳经方名散邪止嗽丹，此方虽是散邪，而仍然补阴而不补阳者，何故？盖阳既旺而邪自难去，补益其阴，则阳气自平，阳平而邪亦难留矣。倘不知阴阳之异，即一味偏补之，则阴不能生，而阳不能化，不特[4]咳嗽难愈，而且变症百端矣，可不慎哉。

护阴止嗽丹

麦冬五钱　紫菀五钱　百部五钱　天门冬三钱　熟地五钱　桔梗二钱　甘草一钱　白芥子二钱　玄参三钱　沙参三钱　陈皮五分　款冬花五分　水煎服。

散邪止嗽丹

柴胡一钱　白芍五钱　黄芩一钱　石膏一钱　桔梗一钱　甘草一钱　生地五钱　麦冬二钱　茯苓二钱　半夏一钱　陈皮五分　水煎服。

【注释】

[1] 犹是：尤是。

[2] 清涎：口水。

［3］恁：形声。从心，任声。本义为思；念。此处为邪恋之意。

［4］特：只，但。

【精解】本门主要讲述了咳嗽之阴阳辨症，并阐述初起阴经咳嗽，日久阳经咳嗽的辨别方法。若日间不咳而夜间咳，或者夜咳病势重于朝咳，虽受风邪，仍应辨为阴经咳嗽，方用护阴止嗽丹。若咳必伴随抬肩，嗽声必振，痰色黄，为质浓稠的团块状，且鼻塞流长清涎；或见白日病势重而入夜较安宁等症，此为正气未虚而邪恋，治法不可一味补阳散邪，应注重补阴使阴生阳化，方用散邪止嗽丹。

《素问·脏气法时论篇》："善诊者，察色按脉，先别阴阳。"《景岳全书·阴阳篇》："考之《中藏经》曰：'阳病则旦静，阴病则夜宁；阳虚则暮乱，阴虚则朝争。盖阳虚喜阳助，所以朝轻而暮重；阴虚喜阴助，所以朝重而暮轻。此言阴阳之虚也。若实邪之候，则与此相反。凡阳邪盛者，必朝重暮轻；阴邪盛者，必朝轻暮重。'"可见阴阳之辨不可拘泥于病程长短，应以病性、病势的具体情况为依据，在用药时也要相应加减，正如《景岳全书·补略》言："善补阴者必于阳中求阴，则阴得阳升泉源不竭。"

咳嗽之辨应首明外感、内伤，再分证候虚实。外感咳嗽为六淫外邪侵袭肺系，或有疫疠时邪及环境因素所致，多表现为起病急，病程短，常伴肺卫表证。内伤咳嗽为脏腑功能失调，表现为咳嗽反复发作，病势迁延难愈。外感咳嗽常见风寒袭肺证，常用炙麻黄、杏仁、荆芥、桔梗、紫菀、百部、白前、陈皮、甘草等，若夹痰湿，质黏，伴胸闷，苔腻者，加法半夏、厚朴、茯苓等以燥湿化痰；若风寒外束，而肺热内郁，可用麻杏石甘汤；若寒饮伏肺，痰液清稀、胸闷气急兼见咳嗽上气等，可用小青龙汤。风热犯肺证常用桑菊饮加减，常用桑叶、杏仁、北沙参、浙贝母、淡豆豉、栀子、梨皮、桔梗等。凉燥之邪犯肺，卫气郁遏，可用杏苏散加减；风燥伤肺证可用桑杏汤加减。内伤咳嗽常见痰湿蕴肺证，可用二陈汤合三子养亲汤，痰质黏白如沫，畏寒明显者加干姜、细辛以温肺化痰；久病脾虚可加党参、白术以益气健脾。痰热郁肺证可用清金化痰汤加减，常用桑白皮、黄芩、栀子、知母、浙贝母、桔梗等。肝火犯肺证常用黄芩泻白散合黛蛤散加减，方用桑白皮、地骨皮、黄芩、青黛、海蛤壳等。肺阴亏燥证常用沙参麦冬汤加减，可用北沙参、麦冬、天花粉、玉竹、桑叶、知母、川贝粉等。

大小便闭

【原文】大小便之闭塞不通也，人皆谓之火。然火亦有阴阳之别，阳火而成闭结，人易知；阴火而成闭结，人难识也。先言大便之闭塞[1]，邪火逼迫于大肠之中，烧干大肠，以致肠结而痛，手按之不可近者，必须用祛荡之品而大泻之，否则邪留于腹中，必变为谵语发狂之症矣。此等之病，乃阳火作祟也。若夫肾水亏损，不能滋润于大肠，以致粪如羊屎者，往往有经月[2]而尚未便者，虽觉急迫，而终亦不甚忍，至二三日而如前不相异。老人多有此症，乃阴火作祟也。阴火者相火[3]，乃虚火也。肾火之有余，实肾水之不足也。若亦以下药下之，是因其阴虚而复虚之也，去死不远矣。吾今定二方，一治阳火，一治阴火。治阳火方名利火下导汤，此方虽有大黄之行火麻之润，而仍以当归为君，则补多于下，亦止因势利导，而终非过下亡阴也。治阴火方名为升阳下阴汤，此方之妙，妙在熟地纯阴之药为君，而佐之地榆、苁蓉、火麻之润，尤妙用升麻升提清气，则秽浊自然下行，又何必加入大黄之多事哉？再言小便之闭塞[4]。小便之通，在于膀胱之气化，膀胱乘于火邪，则小便必点滴不通。其症必气急面红，心欲呕而胃作酸，腹欲胀而肠欲断，两目双赤，狂躁不宁，此阳症也。苟或小便虽急，而非点滴之不通，气不急，面不红，目不痛，腹胀而喜按，胃安而难餐，此阴症也。设不辨其阴阳，而轻用开关之剂，亦半死半生之道也。夫阳症易治，而阴症难治者，何也？亦不取阴症而一辨明之耳。盖小便之通，虽本于膀胱之气化，然膀胱畏火，而又未尝不喜火也。多火则膀胱之气化不及行，无火则膀胱之气化又不能行也。膀胱之阴虚，则水道已成冰冻之窟，又何能通阴寒之水哉？故小便亦闭塞而不通也。吾今亦立二方，一治阳症，一治阴症。阳症方名清水至神汤，一剂即通。车前利水而不走气，寄奴逐水而不伤阴，升麻升提而反得下降之宜，白果引入任督之路，以泻水之气直入膀胱，实有妙用也。阴症用益火济水汤，此方之妙，妙在纯是补阴而不去利水，用肉桂之一味，以转阳和，自然雪消，春水冰泮[5]，而沟壑皆通也。倘止去通水，则膀胱愈寒，必成牢不可破之坚城矣。

利火下导汤

大黄三钱　当归一两　红花二钱　赤芍药三钱　厚朴二钱　枳实一钱　柴胡八分火麻子三钱　水煎服。

升阳下阴汤

熟地一两　当归五钱　地榆一钱　火麻子一钱　升麻一钱　生地五钱　麦冬五钱肉苁蓉五钱，洗去盐水　水煎好，加入人乳半碗服。

清水至神汤

薏仁五钱　白果十个　升麻五分　车前子一两　泽泻三钱　刘寄奴五钱　水煎服。

益火济水汤

熟地一两　山药五钱　茯苓五钱　山茱萸五钱　牛膝三钱　肉桂二钱　麦冬五钱　车前子三钱　薏仁五钱　水煎服。

【注释】

［1］大便之闭塞：大便闭塞不通之症首见于《黄帝内经》，其称便秘为"后不利""大便难"。"便秘"一名首见于清代沈金鳌所撰《杂病源流犀烛》，沿用至今。

［2］经月：指太阴历月亮经历一次朔望的标准时间；整月。

［3］相火：和"君火"（心火）相对而言，一般指肝、肾的相火。《素问·天元纪大论篇》："君火以明，相火以位；君火奉天宣行，相火守位禀命。"

［4］小便之闭塞：中医病名为癃闭，《素问·六元正纪大论篇》中有记载："民病咳嗌塞，寒热发，暴振溧癃闭，清先而劲……"

［5］冰泮：冰融之期。

【精解】本门主要讲述了大小便闭之阴阳辨症。《景岳全书·秘结》："盖阳结者，邪有余，宜攻宜泻者也；阴结者，正不足，宜补宜滋者也。"又言："阳结证，必因邪火有余，以致津液干燥。"大便秘结阳火之症，以腹痛拒按为主要表现，应用下法通便，使邪不留腹，以除传变症之后患，方用利火下导汤。肾火有余，肾水不足之便秘，粪如羊屎状，应着重补阴，方用升阳下阴汤。再言小便不通，《素问·刺法论篇》："膀胱者，州都之官，精液藏焉，气化则能出矣。"阳症见小便点滴不通，伴气急面红、腹胀等症，方用清水至神汤。阴症见小便虽急但点滴之通，伴气不急面不红、腹胀喜按等，方用益火济水汤。

便秘一病，病位主要责之大肠，基本病机为大肠通降不利，传导失司，并与肺、脾、胃、肝、肾诸脏腑的功能失调相关。病性方面，《金匮要略》提出了寒、热、虚、实四个不同的发病机制。热秘、气秘、冷秘属实，气血阴阳亏虚者属虚。寒热虚实之间常相互兼夹或转化，临床应注意鉴别诊断，避免单纯应用泻下药。常用方有承气汤、大黄附子汤、麻子仁丸、厚朴三物汤、枳实导滞丸、补中益气汤等。便秘多伴有肠腑气机郁滞，治疗时应注意理气行滞。中药灌肠疗法、针灸疗法、贴敷疗法等也是常用治疗手段。

癃闭基本病位在膀胱，并与肺、脾、肾、三焦密切相关，由湿热或温热毒邪、饮食不节、情志失调、尿路阻塞及体虚久病导致膀胱气化失司所致。中医常见治疗手段有方药、针灸、热敏灸、推拿、耳穴贴压等。东汉张仲景首创五苓散、猪苓汤、蒲灰散以治小便不利；针灸治疗常取穴肾俞、脾俞、三焦俞、气海、关元、足三里、中极、膀胱俞、三阴交、阴陵泉、照海等，也可在神阙穴进行脐疗法。耳者，宗脉之所聚也，刺激耳穴可疏通经络，达调理脏腑之效。综上，中医以多种方法结合，具有方式灵活、安全方便的特点，能有效缓解癃闭患者的症状。

心痛

【原文】心痛从来言无真正之病，不知心痛未尝无真也，但有阴阳之分耳。大约阳病之痛，犯心者多不救；阴病之痛，犯心者多难医。阳病乃火也，火邪犯心，有膻中[1]之障隔，而火势不能直冲于心。泻其胃中之火，而心安矣。其故何也？邪火与心火本是同类，火与火合，气焰虽殊，而热性何殊也？原无相克之嫌，故火退而君火自息，何至有自焚之祸。若阴病乃寒也，寒邪直犯乎心，虽有膻中之障隔，而寒气冲天，直中皇居，相臣不当其锋，先自逃遁于他处，而天王有不下堂而走乎？盖寒水克心火，立时可以扑灭，较阳症而更重也。故朝发夕死，夕发旦死，医之少迟，已多不救，况用药之不得其宜，何怪其骤亡也。人见其亡之骤，谓其真正心痛，其实非真正心痛也。治之得宜，何尝不可救哉。然则心痛之阴阳，又乌可不辨之乎？若阳症也，必撒[2]夜竟日，疼痛呼号，双目必红，口必渴，引饮得凉水而少止，与之食而更痛，手不可按，按之而痛必甚，身上必然有汗，日重而夜少轻，此乃邪火作祟于胃中，上冲膻中耳。用泻火神丹，下喉而痛即定矣。此方之妙，妙在栀子用之太多，始能直折其郁抑之火，而苍术、茯苓又去其湿，湿去则不生热，而火势自衰。又加之管仲以去秽，乳香、木香以止痛，用甘草之多，则栀子不至太凉，反得其调剂之宜，而枳壳化食，食消则火随食而下行矣。又虑邪火大旺，若不顺从其性，则火势炎上，恐拒隔而不受，用干姜之炒黑，去其太热，引栀子之类于下行，又得其前导之功也。药性既然相宜，功效岂不立奏乎？所以甫[3]下喉而痛即定也。若阴症也，必感寒而得之，其症小腹先痛而后入心，口吐清水，与之茶即吐出，手足青，甚而卵缩，角弓反张，此阴寒之气犯心，其来甚速。苟能以生姜半斤，捣碎炒热，敷于心腹之间，则寒邪少减，即用生姜三两，捣碎饮之，亦能生者。然终乃一时急救之法，而非万年济人之术也。用祛寒定痛汤救之，实神刻不可缓，速行救之，下喉亦生，否则难救矣。此方之妙，妙在用白术之多，直入腰脐之内者，何也？寒气之入，原从脐内先入，若不急杜其来路，则邪无顾忌，往前直奔心包之络，如何当其贼势之横行，余故用白术以绝之也。然非多加则势孤力薄，寒邪亦何所畏而反顾哉？故必多加而后可以取效。然徒用白术之多，而无附子、肉桂之热药，是犹兵众而将非摧锋陷阵之帅，则兵卒不前，贼又何所畏忌，故必用附子、肉桂也。然徒用附子、肉桂，斩杀诛戮，而不分散寒邪之势，则敌人团聚，尤难解纷，余所以又用茯苓引寒邪之下行也。又虑心君寒甚，无火以温其中，譬如群贼围困皇宫，虽有勤王之将，而无导引之师，则外虽有声援之兵，而内无接应，非得亲信之臣，又何以交通内外？余所以又用菖蒲引桂、附入心而卫君也。愿人敬守吾方，以治真正之心痛，无不手到成功。倘见病势少轻，前二方少减分两，亦未为不可。

泻火神丹

栀子五钱　白芍三钱　乳香一钱　广木香一钱　管仲三钱　甘草三钱　枳壳一钱　炒黑干姜一钱　茯苓五钱　苍术三钱　水煎服。

祛寒定痛汤

附子三钱　白术三两　肉桂三钱　人参三钱　菖蒲一钱　茯苓五钱　水煎服。

【注释】

［1］膻中：指胸腔中央心包所在处。

［2］撤：通"彻"，通也。

［3］甫：刚刚，才。

【精解】本门主要讲述了心痛之阴阳辨症，更论述阴病之心痛虽难医，但辨症用药后仍可治的理论依据。其泻胃火以消心火之法更是别出心裁。先言阳症，《四圣心源·劳伤解·中气》云："胃降则心肺亦降，故金火不滞。"胃火不降上冲膻中，其表现以疼痛、双目红、口渴欲饮、拒按、汗出、日重而夜少轻等为主，方用泻火神丹，其中栀子为君药，直折郁火。再言阴症，《医法圆通》载："心痛一证，有寒热之别，可出现寒邪直犯心君。"以小腹先痛而后入心，口吐清水，与之茶即吐出，手足青甚而卵缩，角弓反张为主要表现，急救可用生姜半斤，捣碎炒热，敷于心腹之间，并生姜三两捣碎饮之；处方可用祛寒定痛汤，方中重用白术三两而杜绝寒气侵袭之源，可体现出陈氏严谨的用药思路。

张仲景在《金匮要略》中提出"阳微阴弦"为胸痹心痛的病因病机，指出本病以本虚标实为主，临床上实证常见痰阻心脉证、气滞心胸证、心血瘀阻证以及寒凝心脉证；虚证常见心气亏虚证、心阴不足证、心肾阳虚证。胸痹心痛治疗原则应立足于益气养阴、祛瘀通络、消痰导滞,根据诱发因素的不同以宣痹祛寒、解郁调和情志为辅。处方以生脉饮合血府逐瘀汤、温胆汤为主,并根据患者的兼症灵活加减。若重水饮为患,可以"温化"为治法,兼行气、活血、散寒、逐水,临床以苓桂术甘汤为基础方加减;亦可多用桂枝、肉桂、附子之品以温通散寒。除药物治疗外,更应加强运动锻炼,注重调和情志,平日饮食应注意低脂低盐等。

腹痛

【原文】腹痛多是寒热之二症,虽有气痛、虫痛、食痛之殊,然大约以阴阳二字足以包[1]之,毋论食痛、虫痛、气痛也。其阴症之痛,如时而痛,时而不痛,或夜痛而日不痛,或饥痛而饱不痛,或不按而痛,手按之而不痛,皆是阴症之痛也。其症口吐清水者有之,喜热汤者有之,索饮食者有之,喜拥被而卧者有之。面青手冷,口必不干,痰必不结,此等之症,不可用寒药治之。吾有一方,甚效之极,方名安腹止痛丹。此方之妙,妙在用白芍以平肝,使肝木不来克土,又佐之健脾去湿、去痰去食之剂,而后调和得宜,自然奏效如神。倘或有虫,亦能制缚而不痛矣。盖肉桂一味,原能杀虫故耳。若阳症之痛,必日重而夜轻,必痛不可手按,得食则痛更甚,口必渴,痰必黄,目必红赤,舌必燥,手足反寒而战,大便坚实,小便必黄赤而便难,皆火之作祟,而虫与食之不化也。或因气恼而得,或因酒醉而成,或过食燔[2]熬烹炙而得。治之法,不可以寒药折之。吾有一方,治之最妙,方名清解止痛丹。此方亦妙在用芍药,盖痛症非芍药不能和,故必以此为君,要佐使之得宜,又何患芍药之酸收哉。攻邪之内,用芍药为君,所谓剿抚兼施[3],自成仁勇,先居必胜之势,以攻必散之病,有不奏效如神者乎? 腹痛虽小疾,而阴阳最不可不辨明者。世人往往因小疾而治之,不得法,遂成大病者多矣。我所以不惮烦[4]而传腹疼之一门也。

安腹止痛丹

白芍五钱　甘草一钱　肉桂一钱　干姜一钱　白术五钱　麦芽二钱　山楂十粒半夏二钱　水煎服。

清解止痛丹

芍药五钱　枳实一钱　白术一钱　山楂廿粒　厚朴一钱　石膏二钱　甘草一钱白芥子三钱　茯苓三钱　柴胡八分　当归三钱　炒栀子二钱　水煎服。

【注释】

[1]包：包含，囊括。

[2]燔：焚烧，烤制。

[3]剿抚兼施：指用武力清除及招降安置的两种方式来对待叛徒、造反的军队及民众。此处指既清病邪又调理脏腑。

[4]惮烦：怕麻烦。

【精解】腹痛较早见于《黄帝内经》，其提出寒邪、热邪均可引起腹痛。上文主要讲述了腹痛阴阳辨症分型。阴邪克于腹内，中阳虚衰，失于温养，可见腹痛时作时止且喜温喜按，夜间痛甚，饥饿劳累后加重，得食休息后减轻，神疲乏力，气短懒言，形寒肢冷，面色无华，方用安腹止痛丹；阳症之腹痛，伤于阴液，白天较夜晚轻，痛处拒按且得食后痛甚，口渴痰黄而双目色红，舌必燥，手足反寒而战，热伤津液大便秘结或黏腻不爽，小便必黄赤而便难，方用清解止痛丹。

《素问·举痛论篇》载曰："寒气客于肠胃之间，膜原之下，血不得散，小络引急，故痛……热气留于小肠，肠中痛，瘅热焦渴，则坚干不得出，故痛而闭不通矣。"张仲景曰："病者腹满，按之不痛为虚，痛者为实，可下之。舌黄未下者，下之黄自去。"这说明了腹痛的阴阳之别。从历代医家的著作中可知，腹痛病变部位可在脏在腑，内因、外因以及内外合病均可引起，是一种多因素疾病。

大量医家文献均对此病有所收录。痛无间断，腹部胀满，肠鸣切痛，遇冷痛剧，得热则痛减者，为实寒；腹痛灼热，时轻时重，腹胀便秘，得凉痛减者，为实热；痛势绵绵，喜揉喜按，时缓时急，痛而无形，饥则痛增，得食痛减者，为虚寒；痛势急剧，痛时拒按，痛而有形，疼痛持续不减，得食则甚者，为实痛。治疗总体以"通"为基础，具体为实则泻之，虚则补之，热者寒之，寒者热之，滞者通之，瘀者散之。《景岳全书·心腹痛》中的具体分型记载对其诊断有一定价值。因此对于本病需要辩证论治，诊断其虚实寒热，祛邪与补益结合，才可得以痊愈。

头痛

【原文】头痛之症，人以为阳之病也。然阳虚而头痛，与阳实而头痛者有殊。盖阳虚之病，即阴虚之症也。阳气之虚，以致阳邪之旺，倘阴气不衰，则阳邪有制，何能作祟[1]乎？然则头痛不可尽言阳症也。吾今辨明有阳虚之头痛，有阴虚之头痛。或曰："头乃六阳之首，阴气不能到头，如何说是阴虚之故？"不知阴气到头而还，而阳气既衰，不能接续阴气，以致头痛，虽是阳虚之故，而实亦阴气之衰。阴气苟旺，亦能上接夫阳气也。阴阳原两相根，亦两相接，原不可分为二也。惟其一偏之虚，遂至两相之隔矣。然则治之法，何可不辨阴症与阳症乎？阴症之痛也，颠顶若晕而头重，似痛不痛，昏昏欲睡，头重而不可抬，非若阳症之痛之甚也。其症朝轻而晚重，身胝[2]又不觉十分之重，此乃肾水之衰，而肝气克脾，虚火升上之故也。方用平颠化晕汤治之，自然平复，但非一二剂可以奏功。盖阴病多无近效，非药饵之不灵，万勿责之近功可也。此即四物汤之变方，妙在用桔梗、细辛于补阴之中，阴足而二味解其头之晕，是顾阴为本，而散邪为末也。若阳虚之头疼，多是风邪侵袭而然，阳气不虚，邪何从入于脾胃之阳虚，而气遂不能顾首，风邪因而相犯，然则祛风而可不补正乎？但其间阳气之虚，从何辨之？亦观之症以辨之。其症必鼻塞而多涕，口渴而多痰，其痛必走来走去，不定于一方，而痛连齿牙，或痛连于项背，彻夜号呼，竟夜不寐者是也。吾有一方最佳，方名解痛神丹，一剂而痛如失。此方用川芎至一两，而又佐之天、麦二冬，纯是补阴之味。如何治之？阳虚有邪之头痛也。不知阳邪之旺，终由于阴气之衰，补其阴而阳自旺，阳旺而邪自衰。况方中各有散邪之品，用之于阴药之中，愈足以见其功用之大。倘纯用风药，未尝无功，然真气散尽，头痛虽除，而他病将见，又不可不知也。

平颠化晕汤

熟地一两　麦冬一两　细辛三分　山茱萸五钱　川芎五钱　当归三钱　白芍三钱　北五味一钱　白芥子三钱　桔梗一钱　水煎服。

解痛神丹

川芎一钱　辛夷一钱　黄芩三钱　蔓荆子一钱　细辛五分　麦冬五钱　甘草一钱　天门冬五钱　桔梗三钱　天花粉二钱　水煎服。

【注释】

[1] 作祟：比喻坏人或坏的思想意识捣乱。

[2] 胝（zhī 支）：本意是见"胼"，手上脚上因为劳动或运动被摩擦变硬了的皮肤。

【精解】头痛首载于《黄帝内经》。本门主要讲述了头痛的之阴、阳、虚、实之辨症。气血调和，阴阳平衡则脑窍清利。阴虚头痛，肾水亏虚且肝郁乘脾，脑窍失于濡养，则可见巅顶不适而似痛非痛，头部重痛而患者昏昏欲睡，头部重痛而无力痛觉不明显，且上述症状昼轻夜重，方用平颠化晕汤。阳虚之头痛，因阳气亏虚而机体失于固守，虚邪贼风乘势侵袭，可见鼻塞流涕等，痰多而口渴，游走性疼痛而部位不固定，甚至同连齿或项背，疼痛程度剧烈，更甚则彻夜难眠，方用解痛神丹。

《古今医统大全·头痛大法分内外之因》认为头痛内因为气血痰饮、五脏气郁之病，东垣论气虚、血虚、痰厥头痛之类；外因多是外生五邪。张仲景言："凡诊头痛者，当先审久暂，次辨表里。盖暂痛者，必因邪气，久病者，必兼元气。以暂病言之，则有表邪者，此风寒外袭于经也，治宜疏散，最忌清降；有里邪者，此三阳之火炽于内也。"明确了头痛的阴阳之分，同时也证实了其是内外复合的复杂疾病。

《景岳全书·头痛》认为应辨别病情阴阳虚实。外感头痛，发病较急，病势较剧，多表现掣痛、跳痛、胀痛、重痛、痛无休止，多外邪所致。内伤多起病缓慢，痛势较缓，多表现隐痛、空痛、昏痛、痛势悠悠，遇劳则剧，时作时止。掣痛、跳痛多为阳亢、火热所致；重痛多为痰湿；冷感而刺痛，为寒厥；刺痛固定，常为瘀血；痛而胀者，多为阳亢；隐痛绵绵或空痛者，多精血亏虚；痛而昏晕者，多气血不足。一般气血、肝肾阴虚者，多以全头作痛；阳亢者痛在枕部，多连颈肌；寒厥者痛在巅顶；肝火者痛在两颞。以暂病言之，则有表邪者，此风寒外袭于经也，治宜疏散，最忌清降；有里邪者，此三阳之火炽于内也，治宜清降，最忌升散，此治邪之法也。其有久病者，则或发或愈，或以表虚者，微感则发。除此之外，头痛的分经论治也尤为重要，前部为阳明经，后部为太阳经，两侧为少阳经，巅顶为厥阴经，皆对其治疗尤为重要。

目痛

【原文】目疾至难治而至易治也。世人目疾，往往有经岁经年而不愈，甚至终身为废疾者有之，此岂目病之果难治乎？亦治之不早，与早治之不得其法耳。盖目痛有阴阳之分，而辨之不可不预也。苟辨[1]之至清，用药得当，随手即可奏功，何至有废疾之成哉？阳症之目痛，必羞明[2]恶亮，大眦[3]必赤如火，而小眦反觉淡红，其痛必如刺戳，流水结眵[4]，或鼻塞而不通，或口渴而痰结，或身发寒发热而不止，此皆火壅于心腹之间，肝木气郁而成此目痛也。若错认作虚症，而用温补之药，则必变为两眼青盲之症矣。法当用开郁去风之剂，方用开目散。此方之妙，妙在舒肝木之气，而加之去湿散火之品，不去治目，而目之红痛尽除，大约二剂便可收功，不必多用。至于阴虚之目痛，虽初起之时略有微疼，而痛终不甚，大眦不赤，而小眦则红如血者有之，或小眦不赤，而通身作桃花色者有之，无泪无眵，日间少快，夜则反重，虽羞明而不甚，腹内时时作饥，饥则痛，较饱时觉重，可见日而不可见灯火。大便溏者有之，而小便反觉清长。或夜发热者有之，而身间发汗不止。此皆肾水虚耗，不能滋润肝木，肝木自顾不暇，又何能上润于目？必须用纯补真阴之药，大剂吞服，始能水足而虚火有归经之日。倘以寒凉之药治之，则必胃气消亡，而阳气亦因之而衰。或以风药治之，散其真气，而双目终无红退之时，于是有昏花之症，于是有拳毛倒睫[5]之症，终身成为废人而不悟者比比也[6]。予与言及此，可胜浩叹[7]。予今定一方救之，实有神功，名为养目至神汤。此方前去补肾以生肝，使水足而肝木得养，肝木有气而双目自明矣。但此方必须多服为妙，服至半年，不特昏花者可以重明，而拳毛倒睫者亦能自愈。盖治本而末治在其中，正不必又治本而又去治末也。

开目散

柴胡二钱　当归一钱　白芍三钱　白蒺藜三钱　半夏二钱　陈皮一钱　甘草一钱　车前子二钱　苍术一钱　黄连一钱　草决明一钱　天花粉一钱　水煎服。

养目至神汤

熟地五钱　山茱萸五钱　甘菊花三钱　地骨皮三钱　当归三钱　白芍三钱　茯苓三钱　白芥子一钱　柴胡三分　枸杞子二钱　葳蕤三钱　水煎服。

【注释】

[1] 苟辨：犹诡辩。辨，通"辩"。

[2] 羞明：眼睛怕见光的症状。

[3] 眦：上下眼睑的接合处，靠近鼻子的叫内眦，靠近两鬓的叫外眦。

[4] 眵（chī吃）：眼眵，也叫眵目糊、眼屎。由眼睑分泌出来的一种黄色黏稠液体。

[5] 倒睫：《医宗金鉴·外障总名歌·倒睫拳毛歌》："倒睫拳毛内刺睛，皮松弦紧痒兼疼。"睫毛倒刺入眼睑，常损伤角膜。

[6] 比比也：频频；屡屡。

[7] 浩叹：因感慨深长而大声叹息。

【精解】目痛首见于《神农本草经·卷三》，本节详解了其阴、阳、虚、实之分型。肝木气郁，郁而生内热，火壅塞于心腹之中，上攻于目，则可见双目害怕光亮，目外眦色深红而疼痛不觉明显，而目内眦则颜色稍淡红，疼痛剧烈有如针刺，且眼泪颇多而多眼屎。亦或鼻塞而口渴痰结，或身发寒热，方用开目散。肾水亏虚而不能滋养肝木，肝脏失于濡养而不能上乘于目，导致双目失于滋养，则可见眼部微痛而目内眦红赤，目痛昼轻夜重，眼泪及眼屎少，饥饿感频作，饿时痛甚而肿时痛减，大便溏泻而小便清长，时有夜间身热，且身体汗出，方用养目至神汤。

《灵枢·五癃津液别》篇认为，目痛多与机体津液盈亏以及肾脏的津液输布能力密切相关。《素问·上古天真论篇》云："肾者主水，受五脏六腑之精而藏之。"《素问·脉要精微论篇》云："夫精明者，所以视万物。"这些都说明目痛多为本虚标实、虚实夹杂的一种多因素疾病。

历代医家认为目痛多与虚、实、寒、热有关，病变部位为肝、肾二脏。若目痛甚，如刺戳，如锥伤，如砂入，是为阳症、实症；若痛初起之时略有微疼，而痛终不甚，则为阴症、虚症。若羞明恶亮，见日光而如触，对灯影而若刺，为阳症、实症；若羞明而不甚则为阴症、虚症。若流泪，结眵为阳症、实症；若无泪无眵则为阴症、虚症。若目红赤，为阳症，实症；若色淡红则为阴症、虚症。

除了陈氏提到的治法，可酌情考虑患者自身症状，若恶寒脉浮为在表，用祛风清热止痛之选奇汤。脉实有力，大府闭为在里症，方用泻青丸加薄荷、甘草。亦有不肿不红，但沙涩昏痛者，乃脾肺气分隐伏之湿热，秋天多有此患，故俗谓之稻芒赤。暴风客热证猝然而发，宜服泻肺汤。肿湿甚者，酌情加麻黄三四分；赤肿甚者，加黄连半钱，生地黄一钱。

双蛾

【原文】双蛾[1]之症，乃少阴之火冲上于咽喉也。其势甚速甚急，重者有点滴之水不能下喉者，一连数日，不进饮食而死者有之。虽此症皆起于火，而火有不同，有阴火、阳火之异，苟不辨明而妄自用药，死亡顷刻，非发狂而亡，即身青而死矣。阳症如何？喉中必先作干燥之状，口必大渴引饮[2]，痰或结于胸膈之间，欲吐不能，欲咽不可，喉肿如疮，小舌[3]红甚，喉之两旁，内如鸡冠，外必作肿状，日间痛不可当，夜间少安可寐，舌必峭而目必赤也。万不可与温热之药，倘误与之，立时发狂矣。此症只消用吐法，便可全愈。古人有用生桐油，以鹅翎扫其喉中，一吐出顽痰碗许，即刻奏功者。然亦有火亢之极，一吐不能效者，奈何？然必问其饮食起居，从前曾服过何药。倘服热药而致此者亦多，其大便必燥结，三四日不下，或小便痛涩者，放胆用吾汤以治之，方名豆根神散，一剂即安，而双蛾消归乌有矣。此方之妙，妙在山豆根之多用，此物最消少阴之实火，然非甘草、桔梗以伴之，则下行而不上达，故用二味为臣。青黛亦止痛消肿之神药，以之为辅。半夏、天花不过消其顽痰，则火易消散耳。若阴症之双蛾也，有形而不十分作痛，时而痛，时而不痛，夜痛而重，昼痛而轻，口必不干，不过微燥而已。饮之凉水，下喉即快，少顷转觉不安，胸中膨胀，大便如常，小便清长，即色黄而亦不作艰涩之状，此皆阴虚火动之故。莫妙用八味地黄汤大剂饮之，自然下喉而痰声息，肿痛除也。盖八味丸专补命门之火，下热而上热自消，龙雷之火[4]，非真火不能引之归经耳。然而二症往往有药食不能咽者，虽有此等妙药，何以下喉？阳症用鹅翎扫其喉，得小吐则水路少开，便可用药。阴症则不可用吐法也。盖吐之甚，则火益沸腾。另有巧法，用针刺手上大指指甲之旁少商穴，刺星星出血，其血色必紫必黑，血出喉必稍宽，便可用地黄汤也。如不肯刺，更用附子为末，以糨子调成，摊在两足之脚心，一时辰便开水路，便可用药，固是至妙之方也。

豆根神散

山豆根三钱　甘草三钱　麻黄五分　桔梗三钱　半夏二钱　青黛三钱　天花粉三钱　水煎服。

【注释】

［1］双蛾：见《景岳全书》卷二十八："盖肿于咽之两边者，为双蛾。"即双乳蛾，又名双鹅风、双活鹅、双鹅。多由肺胃蕴热、复感风邪、风热火毒熏蒸咽喉而发。《喉科指掌》卷之三："双乳蛾此症感冒时邪而发，生于关口上部，两边如樱桃大，肺胃之症也。"相当于现在的急性扁桃体发炎。

［2］引饮：谓举杯而饮。

［3］小舌："悬雍垂"的别称，又名蒂丁、喉花、蒂中等，是人体口腔中软腭后缘悬垂的小圆锥体。

［4］龙雷之火：指肝肾之火。龙火，指肾火；雷火，指肝火。

【精解】《辨证录·卷之三》中记载双蛾的形成主要同阴、阳、虚、实有关。阳症之双蛾，为实火内生所致，炼液成痰结于胸隔之中，症见口咽喉干燥而大渴引饮，咽肿有如异物梗阻咳之不出而咽之不下，咽喉肿痛而悬雍垂红赤，咽喉旁红肿热痛，昼增而夜减，火热扰神而不能寐，双目及舌红甚，方用豆根神散。阴症之双蛾，由阴虚而导致火旺，其症见时轻时重而痛觉不甚，同气相求夜重而昼轻，口微渴而贪凉饮，胸中自觉憋闷膨满，小便色黄而清长，方用八味地黄汤。

《咽喉脉证通论·乳蛾第四》记载，双蛾多与食积化热、肾阴亏虚而虚火上炎灼伤咽喉二者相关。《喉科指掌·卷之三》中言，乳蛾的产生也多与感冒密切相关，常与感冒相关，明确了乳蛾的产生是多因素相互交互作用的结果。

中医可多方式治疗乳蛾。肺胃郁热之症可针刺左右少商、商阳；方药可用六味汤加葛根、苏叶、盐水炒玄参、酒炒黄芩、冲柏枝汁一盏，漱喉间咽下。再用八仙散一服，津化咽之，第二日去苏、葛二味，加山栀、木通、生地黄、丹皮、浮石、花粉。肿胀日久而化腐者，用八宝通关散六分、千金不换丹四分吹之。吹后，须问患者喉间是否感觉有凉气，若感觉到凉气，药力则到。大旨千金不换丹吹之不觉凉者，即换八宝通关散吹之；逾时再不觉凉，再换珠黄猴枣散吹之。如有阴虚而虚火上炎，则考虑酌情滋阴降火而消除痰结与咽部虚火。

痈疽

【原文】痈疽之症，至凶至恶者，莫过发背。然而别其阴阳，治之无难。不知阴阳各疮痛且皆不能奏效，况易治乎？故痈疽之症，但当问其是阴是阳，不当计其何轻何重也。大约各痈疽疮症，初发之时，作痛作疼，发寒发热，多是阳症。阳症初起，必然红肿高突，呼号叫喊，自不能免。若阴症则不然，虽亦发寒发热，而疼痛反觉少轻，初发之时，必现无数小疮头以欺世[1]，大势平陂，而无高突之状，面必色黯，不若阳症之面红也。治之少差，死生反掌[2]，可不慎乎！阳症之疮，乃火之有余，不能发泄，或饮凉水，水浆壅遏而成阳毒。阴症之疮，必生于富贵之人，或繁华而兼忧郁，或气恼而带房劳。内水既干，内火自炽，蕴毒实深，一旦溃发，岂可以细小微剂，望其生全乎？与阳症治法，大是悬殊。然而阴阳虽有各别，而毒气总无大异也。吾今立一方，统治阴阳痈疽[3]之各疮，无不神效，但阳症小其剂，阴症多其味也。方名阴阳通治丹。如若阴症各药倍一半，加附子一钱可也，余不可乱加。此方之妙，妙在金银花。盖此味乃补阴之妙品，又是散邪解毒之圣药，然非多加，则力薄而效浅，吾所以用至三两也。阳症何以相宜？盖补阴正所以助阳气之不足，阳生于阴，原有妙用也。若阴症尤其所宜，加一倍则力大而气专，加附子以达其经络，无经不入，引当归、甘草之类，同群共济[4]，更易奏功也。倘世人不听吾言，因循失治，必致阴症变成坏症，而阳症亦变为阴症，而不可救者，是则可怜也矣。

阴阳通治丹

当归一两　甘草三钱　金银花三两　车前子五钱　水煎服。

【注释】

[1] 欺世：诈骗，蒙混。

[2] 反掌：意思是犹反手，喻事之极易。

[3] 疽：局部皮肤肿胀坚硬而皮色不变的毒疮。

[4] 共济：药物之间协同增强疗效。

【精解】关于痈疽的病因病机，《诸病源候论·卷五十》有云："六腑不和，寒气客于皮肤，寒搏于血，则壅遏不通，稽留于经络之间，结肿而成痈。其状，肿上皮薄而泽是也。热气乘之，热胜于寒，则肉血腐败，化为脓。"阳症之痈疽初发时可见恶寒发热，疼痛不已，继则患处红肿高大，患者疼痛哀嚎，主要病因为火毒凝聚而不能散发，亦或是水液停聚于局部，壅遏而生成阳毒，方用阴阳通治丹。阴症痈疽初期虽然也有恶寒发热的症状，但疼痛却没有阳症那般剧烈。阴症痈疽初期疮头较小且皮肤表面无高凸之象，且面色也无阳症一般红赤，相比而言还有黯淡之色，方用阴阳通治丹各药倍一半，加附子一钱即可。《华佗神方》对其病因病机有详解，痈疽发于不同部位可由于邪气留于脏腑或机体而集聚产生，痰、热、湿、瘀多为其实证病理因素的集聚，明确了痰、热、湿、瘀在痈疽形成中的作用，证明了其病因是多因素作用的结果。

痈疽应辨别其是阴症、阳症。恶寒发热，疼痛剧烈难以忍受，患处红肿高大，根盘紧束，是阳症。初期多见小疮头同时伴有恶寒发热，但恶寒发热症状较轻，疼痛较轻，患者不是难以忍受，同时皮肤表面无高凸之象，是阴症。自古中医治疗痈疽就有明确记载，多位名医大家对此深有体会。发热恶寒，疮形如粟，坚硬根深，状如铁钉，宜清热解毒、消散疔疮，方用五味消毒饮。脏腑蕴热，火毒结聚而成，疔毒痈疮毒盛肿甚之症，宜清热解毒、泻火凉血，方用地丁饮。方中金银花为外科常用的清热解毒药，与紫花地丁相配伍以加强解毒消肿之力；当归补血活血，有消肿止痛、排脓生肌之功；明矾内服消疮解毒，善治疔肿恶疮；生甘草调和诸药，解毒止痛，各药相须为用，每获良效。

脱症

【原文】脱症之有阳阴也，于何辨之？亦辨之症而已，非男脱为阳，而女脱为阴也。阳脱之症，乃阳气之衰，阳精不能与阴精相合，于是彼此相脱而身亡。而阳精与阴精，又从何处以辨之？阳精者，火也，阴精者，水也。阴阳皆在于肾之中，无阳则阴不生，无阴则阳不化，合则生，而脱则死也。而阳脱之症若何？其阳必翘然不倒，精尽而继之以血者是也。阴脱之症若何？精尽而止，其阳即痿，身寒而无气者是也。治阳脱与治阴脱，虽皆不可离去人参、附子，而其中又不可不少有分别。治阳脱者，宜多用人参，而少用附子；治阴脱者，宜多用附子，而少用人参。吾今定二方，一治阳脱，一治阴脱。或疑脱症不可服补阴之剂，不知阴虚而脱，无阴固不能骤生，然而有参以生气，又有附子一枚以为君，则纯是大热之药，若不助之补阴之味，未免过于酷烈，此中实有妙用。倘附子不用至一枚，断难用补阴之药也。设若止用人参，而少用附子，则阴寒之气逼人，又安能回之无何有之乡[1]哉？此阴脱阳脱之宜辨也。苟知阴阳之辨，见此等之症，自然不至临时忙乱，而枉人之性命也。

阳脱方

人参三两　附子二钱　水煎服。

阴脱方

附子一个　人参一两　熟地五钱　山茱萸五钱　麦冬五钱　水煎服。

【注释】

［1］无何有之乡：出自《庄子·逍遥游》，指什么也没有生长的地方。此指逍遥自得之无疾的状态。

【精解】关于脱症形成的病因病机，《医学源流论·亡阴亡阳论》言："亡阴之汗，身畏热，手足温，肌热，汗亦热而味咸，口渴喜凉饮，气粗，脉洪实，此其验也；亡阳之汗，身反恶寒，手足冷、肌凉，汗冷，而味淡微黏，口不渴而喜热饮，气微，脉浮数而空，此其验也。"阳气虚脱则对机体的温煦推动作用减弱，阳虚固摄无权无阳则阴无以生。阴气大伤而阴液耗竭，失去濡润之功，无阴则阳无以化，则可见汗热味咸而黏、如珠如油、身灼肢温，虚烦躁扰、恶热，口渴欲饮，皮肤皱瘪，小便极少，面色赤，唇舌干燥，脉细数疾等诸多热症由于宁静作用而产生，方用阴脱方。

脱症无外乎体内阴阳的虚脱，多为阴阳决绝之症，在临床实践中可根据具体的症状予以辨别。《素问·生气通天论篇》曰："故阳强不能密，阴气乃绝。"肯定了阴阳之间相互依托才可维系人的生命活动，也说明了二者缺一不可，任何一方的缺失均危及生命活动。

《外经微言》认为："阴生阳则缓，阳生阴则速，救阴而阳之绝不能遽回，救阳而阴之绝可以骤复，故救阴不若救阳也……亡阴、亡阳之症，皆肾中水火之虚也，阳虚补火以生水，阴虚补水以制火，可免两亡矣。"提示无论阴脱、阳脱，均不可单顾及一者而忽略另一者。在治疗时也需补气、补血，若因汗出而用止汗之药，则汗不能止；若因汗尽而用补血之药，则血难骤生，所当急补其气，方用收汗生阳汤。过汗亡阳症不轻，三焦上下及周身，桂枝加减苓甘附，真武汤兼附泻心。酌情使用附子、干姜、肉桂等生阳、壮阳之品。亡阴之症可见枯干、津不到咽、唇口燥裂，缘其人所禀阳脏，素多火而阴亏。今重亡津液，宜清燥养荣汤。热渴未除，里证仍在，宜承气养荣汤。

汗症

【原文】汗症之宜讲也，人以为发汗亡阳耳，谁知亦有发汗亡阴之祸哉。大约汗症多是热，而阳气不能固者，始有汗出，故世人动以汗出亡阳为辞，不知阳生于阴，阴气不能固，而阳气始能外泄，亦有阳气不能收，而阴气外逆者，亦不可不辨也。其阳症若何？身必发热，口必发渴，两目必红赤，痰如黄块，或吐白沫，其汗或如雨，或如珠，身必狂躁不安，脉必洪大而数，按之必有力而击指，登高而歌，或弃衣而走，或见水而入，皆是阳症之汗也。然阳之中有实有虚，又从何而辨之？汗出而身凉者为虚是矣。然亦有汗出而身未凉者为虚，虚者口舌必滑，苔为白苔者，虚也。若见黄苔与灰黑之色，与红赤之色，俱是实邪之火。如此辨症，断断不差。虚者宜用补阳之味，三黄之汤，多加黄芪，清中补之最妙。若实邪之汗，非石膏汤[1]不能遏抑其火，世人皆知其方，余所以不留方也。若阴虚发汗，人最难知，医方亦无佳者，吾先言其症，而后定其方。其症微微汗出，如星星光景，口必不渴，舌必滑无苔，或夜有汗而日无汗，或动有汗而静无汗，或饮食有汗而平时无汗，或身有汗而头无汗，皆是阴虚之汗也。吾今留一方统治之，无不神效。此方之妙，妙在补气之味，而加入于补血之中，少加桑叶、五味以止汗，故阴气自生，而汗亦自止。倘亦用寒凉之味以止汗，汗虽止而正气消亡，非胃气之寒，即脾气之坏矣。论理人参亦可多加，而余不用之者，伤人之贫者多而富者少。吾定此方以救万世之人，故不以难者强世人也。

三黄汤加黄芪

黄芪三钱　当归五钱　桑叶七片　五味子十粒　白芍一两　生地五钱　麦冬五钱　白芥子三钱　水煎服。

【注释】

[1]石膏汤：石膏、黄连、黄柏、黄芩、香豉、栀子、麻黄组成，有清热

解毒、发汗解表的功效。主治里热已炽，表证未解。

【精解】《临证指南医案·汗》已记载汗症的阴阳之别。阳邪过盛，邪热郁蒸，玄府失于开合，则见其汗或如雨，或如珠，又可煎灼阴津，致发热口渴，两目赤，痰如黄块，重则出现神志异常，虚者方用三黄汤加黄芪，实热宜石膏汤。《医学正传·汗证》："若夫自汗与盗汗者，病似而实不同也。其自汗者，无时而濈濈然出，动则为甚，属阳虚，胃气之所司也；盗汗者，寝中而通身如浴，觉来方知，属阴虚，营血之所主也。大抵自汗宜补阳调卫，盗汗宜补阴降火。"虚实皆可导致汗液出现异常，血虚、痰瘀、伤湿、血虚、阴虚、虚劳、血瘀等均为病因。因此根据汗液的具体特征，结合四诊信息得以诊断。

阳虚自汗，可用参附、芪归、黄芪建中等；阴虚盗汗，当补阴以营内，可用当归六黄汤、地黄汤，加白芍、牡蛎、浮小麦等。盗汗以阴虚导致者为多，自汗以气虚为多。调整阴阳，补虚泻实，在诊治过程中尤其要注重兼症，火与元气不两立，气泄为热为汗，以治在无形实火，宜清虚火宜补。

痰症

【原文】痰症，百病多起于痰，无痰则不能成病。然痰之生，必非无因，非阳气之衰，即阴气之乏也。阳气既衰，而风邪外中，则痰必生矣。其痰之生也，或如黄块，或如败絮，种种之不同，或咳嗽之不已，或呕吐之不足，而继之膨闷。治之法，以二陈汤加减，以治阳症之痰，实有奇效。然此方人多不善用之，往往取败者为何？亦因其欠补阳气之味也。吾今加减其方，名为加减二陈汤，以此治阳症之痰，无不神效。汝见有火，少加枯芩[1]一钱可也。阴症之痰，吐如清水，或如蟹涎[2]，口必不渴，或腹内作声，或胸中作闷，或夜重而昼轻，或面红而时白，皆阴虚之痰也。阴虚者，非脾气之不足，则肾气之匮乏也。治之法，健脾以化其痰，补肾以归其水，此大法也。更有一种下寒之甚，火气无多，水波泛上，必须补其肾中之火，以生脾土，则土旺始能摄水，自然不化痰而化精。又在人善于治之也。肾火虚寒，以致水泛者，用八味丸最妙，余不再定其方。惟是脾肾之虚不至，命门之火太微者，可兼治脾土，而不必纯去补肾。余定一方，一剂轻，二剂痰静，三剂痰消乌有矣。此方之妙，妙在纯去健脾，而又去泄湿，湿去则痰无党可聚。又有白芥子消其膜膈之痰[3]，而神曲、砂仁又最是醒脾之品，同群共济，有不奏功如神者乎。

加减二陈汤

白术三钱　陈皮一钱　甘草一钱　茯苓五钱　半夏一钱　人参五分　麦冬三钱　苏子八分　水煎服。

八味丸

白术五钱　山药五钱　芡实五钱　薏仁五钱　神曲五分　砂仁二粒　白芥子三钱　水煎服。

【注释】

[1]枯芩：黄芩，本品老根，中空，外黄内黑，习称"枯芩"，古代别称"腐肠"之名，即由此而来。

[2]蟹涎：螃蟹吐出的一连串气泡。

[3]膜膈之痰：即皮里膜外之痰。

【精解】痰症的病因较多，病机也很复杂。《临证指南医案》认为，痰症多以阳气亏虚而蒸腾气化作用减弱，水液停聚于内，或复感风邪所致。阴症之痰，多见口吐清水涎沫，口不渴且腹内水声频作，或者胸部满闷，面色红而时有泛白，症状日轻夜重者，总之此病脏腑不外乎肺、脾、肾及三焦。《黄帝内经》曰："饮入于胃，游溢精气，上输于脾，脾气散精，上归于肺，通调水道，下输膀胱，水精四布，五经并行。"即指出了水液的输布障碍的脏腑，如三脏功能失调，肺之通调涩滞，脾之传输无权，肾之蒸化失职，则三者互为影响，导致水液停积，本门说明了脏腑和水液运行的关系，为治疗提供了基本大法。

对于痰症的治疗应该辨别阴阳及虚实：胸胁支满，脘腹喜温畏冷，泛吐清水痰涎，饮入易吐，口渴不欲饮水，头晕目眩，心悸气短，大便或溏，形体逐渐消瘦，苔白滑，脉弦细滑等多为阴；脘腹坚满或灼痛，烦躁，口干口苦，舌红而燥，大便秘结，小便赤涩，舌红，苔薄黄腻或黄腻，脉滑等为阳。阴虚内热型，治宜滋阴清热，方用沙参麦冬汤。脾阳虚弱型，治宜温阳健脾，利水化湿，方用苓桂术甘汤。若眩冒、小便不利，加泽泻、猪苓以渗湿升清；若脘部冷痛、吐涎沫，酌配干姜、吴茱萸、川椒目、肉桂等温中和胃。对于痰症，治疗的根本大法为温化，补虚泻实，标本兼治，结合具体导致水液代谢障碍的脏腑，选择清利或者补益，调节气机而通调水液的运行。

肿胀

【原文】肿胀之症，有水肿、气肿、血肿、虫肿、食肿之别。五症之中，最易治者食肿耳，不必分其阴阳，以消食之品分消之即愈。其次难治者则虫肿，亦不必分其阴阳，盖虫肿即食之变，皆伤脾阴而成，健脾而济之，下虫之品，自然能愈。世多留方，然用之而不效者何也？亦因看不清是阴虚之故，而用阳药以去之也。吾今留一奇方，专治虫臌，最妙最神，方名化虫绝神丹，每日空腹白滚水[1]送下一两，早晚二服，服三日即有虫从大便中出矣。服十日肿胀消，再服十日全愈，不必尽服也。此方俱是补阴之品，又是杀虫之药，藏府不伤而反受大益，潜移默夺[2]，不战之战，正妙于战也。气臌者，乃阳气之郁也，世人以水臌法治之，转成危症者最多，而气臌从何辨之？单胀于两胁之间，而手足不十分肿者是，又不是虫胀之单胀于腹也。此等之病，宜解郁为主，而解郁又以舒肝为急，吾定一方，名为开郁消肿汤。此方用柴芍以舒肝气，则两胁之胀满自除，又何必用大腹皮与槟榔之消克哉？此方可用四剂之后，略减其半，加入人参三钱，连服四剂，气臌自消亡于无事矣。血臌之病，非气病也，乃血症也。半由于饮食之失宜，半由于思想之太结，遂成此病。其症面黄而腹胀，手按之如有物在，而又不十分大痛，手足必然细小者，此是血臌也。方用破血安全汤。此方大黄用之以逐血，然非以补中下之，恐有排山倒海[3]之忧。今用白术以固腰脐，当归生新去旧，鳖甲、牛膝入于至坚之中以动之，又虑脾气消亡，又加人参以醒其气，安有脾不健而血不下者乎？至于水胀之症，实有阴阳之殊。初感之时，两足如泥者，乃水症也。虽是水浸脾土，亦因脾气之虚，以致邪水相犯。然而脾气之虚，又因于胃气之弱，是脾阴之病，即阳气之衰也。初起之时，乘其阴气之未亏，即以牵牛、甘遂二味各二钱治之，水去如响，又何水臌之难治乎？至于阴虚而成水臌者，虽亦是脾经之弱，然非胃气之衰，盖命门火衰，无火以温脾土，以致水泛为痰，留于胃脾之内，渐侵入四肢，非若水症之由外而内也。法当用金匮肾气丸，补肾中之火以生脾胃之土，而水自归元，终亦尽消乌有。更有一种，纯是阴虚，水亦上泛，非肾火之不足者。其症满身流水，囊大[4]而不能卧，大便如常，小便亦利，饮食知味者，是法当用六味地黄汤一料，煎汤恣[5]饮，自然奏功如神耳，又不可不知之也。

化虫绝神丹

鳖甲一斤　地栗粉一斤　雷丸二两　生何首乌一斤　甘草三两　神曲半斤　榧子肉半斤　枳实五两　槟榔三两　使君子三钱　各为末，米饭为丸。

开郁消肿汤

柴胡三钱　白芍五钱　郁金三钱　当归五钱　红花五钱　茯苓五钱　薏仁二两　枳壳一钱　甘草一分　陈皮五分　神曲三钱　半夏一钱　水煎服。

破血安全汤

大黄一两　雷丸五钱　白术一两　枳实二钱　肉桂二钱　当归一两　牛膝三钱　鳖甲三钱　人参五钱　水煎服。

【注释】

［1］滚水：开水的意思，形容滚烫的开水。

［2］潜移默夺：是指不露形迹地改变或取得。

［3］排山倒海：出自《资治通鉴·齐纪高宗建武二年》，排，排开；倒，翻倒。推开高山，翻倒大海。形容力量强盛，声势浩大。

［4］囊大：指腹部胀大。

［5］恣：肆意；尽情。

【精解】《丹溪心法·水肿》将水肿分为阴水和阳水两大类，指出"若遍身肿，烦渴，小便赤涩，大便闭，此属阳水""若遍身肿，不烦渴，大便溏，小便少，不涩赤，此属阴水"。脾胃失于健运，导致饮食集聚不消而发为食肿。食肿迁延不愈伤及脾阴，转化为虫肿，且单见腹部胀大者方用化虫绝神丹。气郁滞而停留于局部，肝气郁结症见胁肋部闷胀不舒而手足肿胀不明显者，当用疏肝解郁的开郁消肿汤。饮食失宜以及思虑太过，导致气机受阻血压流通不畅且受阻，其症见皮肤按之有如物在，手足瘦小而疼痛不明显，面色黄而腹部胀满为血臌，方用破血安全汤。脾气虚以致水液运华无力泛溢肌肤，初感时两足部肿胀如泥，为脾阳虚水臌。肾阳亏虚，鼓动无力，不能蒸腾气化，其症见全身皆肿，腹部胀大而不能平卧，方用六味地黄汤。

《证治汇补·水肿》："宜调中健脾，脾气实，自能升降运行，则水湿自除，此治其本也。"同时还提出水肿之治分阴阳、治分汗渗、湿热宜清、寒湿宜温、阴虚宜补、邪实当攻。水肿的治疗应分阴阳而异，阳水主要治以发汗、利小便、宜肺健脾；水势壅盛则可酌情暂行攻逐，总以祛邪为主；阴水则主要治以温阳益气、健脾、益肾、补心，兼利小便，酌情化瘀，总以扶正助气化主；虚实夹杂则攻补兼施，临床需综合考量。

关于肿胀的治疗自古多以阴阳及虚实分型为主。其肿多先起于头面，由上至下，延及全身，或上半身肿甚，肿处皮肤绷急光亮，按之凹陷即起，常兼见烦热口渴，小便赤涩，大便秘结等阳、实、热症；起于下肢，由下而上，渐及全身，或腰以下肿甚，肿处皮肤松弛，按之凹陷不易恢复，甚则按之如泥，不烦渴，常兼见小便少但不赤涩，大便溏薄，神疲气怯等阴、虚、寒证。食后肿甚，肿胀集聚于一个部位，消食则减者为食肿；其症见胁肋部肿胀，呈游走性疼痛，可随情绪变化而增减者为气肿；其皮间有红缕赤痕者，症见四肢浮肿，皮肉间有红丝血痕，或妇女经水先断，后见水肿，少腹胀痛拒按，小便清长等，此血肿也。对肿胀的治法自古不外乎疏风清热、宣肺行水、利尿消肿、健脾化湿、通阳利水、温肾助阳、化气行水为主，急则治其标，缓则治其本，亦或是标本兼治不懈坚实。在治疗时还需防止其传变，正虚而喘脱。

暑症

【原文】暑症有中热、中暑之分。大约中暑则阴症居多，而中热多是阳症。何以辨之？中暑之人，半皆居于高堂大厦，虽暑气明是热气，如何说是阴经之病？不知阴气之虚，而后阳邪来犯，仍作阴症治之，其症必然腹痛头晕，吐泻兼作，甚则角弓反张，霍乱吐泻。法当以健脾为主，而佐之祛暑之药，实为得之。方用却暑仙丹。倘角弓反张，加入肉桂五分，否则不可加也。此治阴症之法如此。若中热，阳症若何？必得之肩挑负贩[1]之人，于烈日火轮之下，汗出如雨，一时暴中，当速以解暑为先，而利水为次，不可仍补其气也。方用化热仙丹。此方妙在亦用青蒿，盖青蒿最能去暑，暑去而利其膀胱，是暑从小便而出，一剂而即愈也。此治阳症之中热又如此。

却暑仙丹

青蒿五钱　人参三钱　茯苓三钱　白术三钱　香薷一钱　陈皮五分　半夏五分
甘草五分　水煎服。

化热仙丹

青蒿一两　香薷三钱　石膏三钱　知母一钱　麦冬三钱　甘草一钱　陈皮一钱
车前子五钱　水煎服。

【注释】

[1] 肩挑负贩：从事体力劳作的工人等。

【精解】暑症的病因病机在《医门棒喝》中已有记载，曰："盖夏至以后，相火湿土，二气交会，合而为暑，或值时令热盛，或人禀体阳旺，而成阳暑之症，是暑而偏于火者。"中暑之人本是阴虚，而后复感阳邪，邪气阻滞而导致头晕、腹痛，或呕吐，或泄泻，甚者出现角弓反张，亦或是骤然上吐下泻的霍乱之症，方用却暑仙丹。中热之人多为冒日而从事体力劳作之人，一时津液大出，法当先解其暑，继而利水。

张仲景在《景岳全书·卷十五》说到："阴暑者，因暑而受寒者也。凡人之畏暑贪凉，不避寒气，则或于深堂大厦，或于风地树阴，或以乍热乍寒之时，不谨衣被，以致寒邪袭于肌表，而病为发热头痛，无汗恶寒，身形拘急，肢体酸痛等证。此以暑月受寒，故名阴暑，即伤寒也。惟宜温散为主，当以伤寒法治之也。又有不慎口腹，过食生冷，以致寒凉伤脏，而为呕吐、泻痢、腹痛等证，此亦因暑受寒，但以寒邪在内，治宜温中为主，是亦阴暑之属也。"证实了寒、热、湿皆可为暑症病因，也肯定了暑症的阴阳之分。

　　本门认为暑症的形成多与湿邪相关，同寒热均可相结合。提示暑症的治疗要祛湿加散寒清热。在实际临床中需根据脉象和证型仔细辨别论治：治夏月乘凉饮冷，阳气为阴寒所遏，头痛、发热、恶寒、无汗方用香薷散加减，表症甚者，可加防风、薄荷；如无汗，再加苏叶；里症甚者，可加陈皮、茯苓、木香、砂仁；夏湿热蒸腾，食少倦怠，痞胀溏泄，体重疼痛，身热多汗，口渴心烦，小便黄赤，六脉虚弱者，方用清暑益气汤加减。暑症多会伴有神志异常，有烦躁神昏、肌肤痱起、胸膺瘰出、头面疖生，甚则发为肿毒痛疽等症，或有头面外项赤肿，或咽喉肿痛，或腿足热肿，长至数寸，不能步履者，方用黄连解毒汤加减。

喘症

【原文】喘症之宜分别也。喘症一时而来者，感外来之风邪也，必气急不能喘息，声如酣声，肩必抬上，背心寒冷，熨之火而不见其热，吐痰如涌泉，人不得卧，此乃阳症之喘也。用参苏饮一剂而轻，再剂而愈，或用小柴胡汤加减用之，亦无不奏功如响，故不必更立方法也。惟阴喘之症最为可畏，而又最难治疗也。其症亦作喘状，人亦不能卧，得食则少减，太多则膜胀[1]，咳嗽不已，夜必更甚。此等之喘，乃似喘而非真喘，气之有余，实气之不足也。盖肾气大虚，欲离其根，惟此一线元阳[2]挽回于脐之上下，欲绝而不遂绝之时也。法当大补其气，而竣补肾中之阴，使水火既济[3]，始可成功，否则气断而速毙矣。方用回绝神奇汤，一剂而喘轻，再剂而喘定，一连四剂，自有起色，而后始可加入桂、附之品，少少用之，不可多用以劫夺之也。盖气绝非参不能回于无何有之乡，肾虚非熟地、山药不能济其匮乏。然肾虚之故，终由于肺气之虚，肺气既虚，肾水不能速生，故又助肺气之旺，而后金能生水，子母有相得之宜，自然肺气下行，而肾气上接，何至有喘病之犯哉。

回绝神奇汤

人参三两　熟地四两　麦冬三两　山茱萸二两　玄参一两　牛膝一两　白芥子

三钱　水煎服。

【注释】

[1] 膜（chēn 琛）胀：膜，起也。指胸膈胀满、气胀。《素问·阴阳应象大论篇》言："浊气在上，则生膜胀。"

[2] 元阳：即为肾阳，又称真阳、坎火、真火、命门之火、先天之火。《景岳全书》："元阳者，即无形之火，以生以化，神机是也。"元阳有温煦机体、推动气化、制约肾阴的作用，为人体阳气之根本。

[3] 水火既济：指心、肾两脏的生理功能协调平衡。心火可上达温煦肾阳，使肾水不寒；肾水亦可上济于心，使心火不亢，心肾水火相交既济而阴阳协调。

【精解】有关喘症，《黄帝内经》论述较多，如"故肺病者，喘息鼻张""邪在肺，则病皮肤痛，寒热，上气喘，汗出，喘动肩背""劳则喘息汗出"等，提示喘症以肺为主病之脏，其致病因素，既有外感，亦有内伤。本门讲述喘症之阴阳辨症。阳喘因外感风邪，肺气壅遏上逆所致，症见肩息气粗、背心寒冷、大量咳痰、不能平卧等，治宜益气解表、理气化痰，可予参苏饮或小柴胡汤加减。阴喘多因肾气欲绝不能纳气所致，症见食少胀满、咳嗽夜甚等，法当竣补肾气、肾阴，可用回绝神奇汤，以人参大补元气，熟地黄益肾，后可稍入附子、肉桂等辛热药以复元阳。《景岳全书·杂证谟》："肺为气之主，肾为气之根。"肺、肾二脏共司呼吸运动，与喘症的发作密切相关。肺金为肾水之母，金可生水，水亦能润金，故治疗喘症时需同时补益肾气、肺气。《难经·六十九难》："虚者补其母，实者泄其子。"肺气充足，肾水得以化生，肺肾之气续接既济，金水相生而喘症自除。

喘症为肺系常见病症，西医学中的肺炎、心源性哮喘、慢性阻塞性肺疾病等可归属本病范畴。喘症辨治分虚实，实喘多因外邪侵袭或痰阻气道，气失宣降所致，症见呼吸气急、鼻扇痰鸣、气粗声高等，病位主要在肺，治以祛邪为主，多选用麻黄、桂枝、杏仁、陈皮、半夏等；虚喘多因久病劳欲内伤脏腑，气虚失摄所致，症见喘促短气、呼多吸少、气弱声低等，病位主要在肺肾，治以补肺益肾为主，多用补骨脂、蛤蚧、胡桃肉等，以温肾纳气以定喘。研究发现，祛风平喘中药能缓解气道平滑肌痉挛、降低血管通透性、减少气道上皮及肺组织损伤等。

中医治疗喘症，既可中药内治，亦可辨证施以针灸、穴位贴敷、推拿、拔罐等外治。《景岳全书·喘促》言："喘有夙根，遇寒即发，或遇劳即发者，亦名哮喘。未发时以扶正气为主，既发时以攻邪气为主。"故在喘症未发时进行扶正预防，在疾病早期及时干预治疗，平素注重防寒保暖、提高机体免疫功能亦十分重要。

中邪

【原文】邪，有阴邪，有阳邪，虽辨之不清，无致大害。然而亦不可不辨者，辨之清，用药得当，自然易于奏功也。阳邪之中，大约骂詈[1]之声不绝于口，发狂而走，不欲安静，或呼见大头之鬼，或喊见金甲之神，眼直视而口吐白沫者是也。倘以热药投之，立时死矣。法当用醒邪汤治之自愈。或疑阳症而何以仍用阳药[2]，不知阳药可以祛阳邪，非人参之助正气，则邪不能退也。阴邪之中，双目必闭，安卧无声，或自言自语，声必低微，或遗尿手撒，或痰响如酣，或身子发热，不喜见明者是也。倘以寒药投之，亦立时身丧。法当用扶正荡邪汤治之。此方之妙，妙在用人参为君，而佐之生枣仁为臣，枣仁生用，实有妙理。盖中邪[3]之病，昏昏欲睡，不以枣仁生用，则其气更昏而不能醒。生枣仁得人参更有殊功，所以相佐而相合也。阴寒非桂、附不能祛邪，然非参、苓、甘、术一派扶正之药，亦不能夺魂于俄顷，返魄于须臾也。论理此方去附、桂，亦可兼治阳症之中邪，终不若二方分治之更妙，犹愿人细为消息之耳。

醒邪汤

人参三钱　石膏一钱　半夏三钱　菖蒲一钱　黄连一钱　水煎服。

扶正荡邪汤

人参三钱　白术一两　附子一钱　半夏三钱　菖蒲一钱　茯神五钱　甘草一钱
麦冬三钱　丹参一钱　当归五钱　肉桂一钱　生枣仁三钱　水煎服。

【注释】

[1] 骂詈（lì力）：指以恶语加于人。骂，斥责；詈，责骂，《说文解字》：詈，骂也。

[2] 阳药：扶助正气而无燥热之性的中药，可祛阳邪，文中指人参。

[3] 中邪：中，受到，遭受；邪，迷信中指鬼神给予的灾祸。比喻人的行为举止反常，如鬼神所作。

【精解】本门主要讲述了中邪之阴阳辨症。阳邪中人，表现为骂人毁物、发狂而走、幻听幻视、口吐白沫等，若此时以热药救治，则会加剧病情，当予以醒邪汤，其中人参为阳药，有扶正气、驱阳邪之功。阴邪中人，表现为目闭安卧，或独语声微、手撒遗尿、痰鸣声响、身热恶明等，此时不可再予寒药，当以扶正荡邪汤救治，其中枣仁生用为臣药，佐君药人参，二者共用可提升原有的功效，又加入四君子汤化裁（人参、茯神、甘草、白术）益气安神而扶正，桂枝、附子温里而祛阴邪，共奏夺魂返魄之效。《本草纲目》言枣仁："其仁甘而润，故熟用疗胆虚不得眠……生用疗胆热好眠。"本门说明了在治疗中邪时，辨明邪之阴阳的重要性。明确疾病的阴阳属性，有利于治疗时的中药配伍。辨症准确，用药精准，便可效如桴鼓、覆杯而愈，反之则加重病情、误人性命。

根据中阴邪阳邪的临床表现，类似于中医内科学中的"癫""狂"，西医学的精神分裂症、躁狂抑郁症及癔症（分离转换性障碍）可归属此范畴。此类疾病的诊治，首先排除脑部器质性病变及食物、药物中毒等因素，后辨其阴阳、虚实和病情轻重。中邪阴症多见静而少动、淡漠抑郁等症，阳症多见亢奋多动、狂躁喧扰等症。病之初起时往往有精神异常的先兆表现，此时病情较轻，并以实证为主，治宜理气解郁、豁痰通窍、镇心安神，多选用柴胡、枳实、大黄、礞石、制南星、半夏等药物；后随病情迁延，正气耗损，多以虚证或虚实夹杂为主，治宜补益气血、滋阴降火、安神定志，多选用人参、茯神、当归、生地黄、麦冬、酸枣仁等药物。此外，对于神志类疾病，开窍药的运用十分重要，"凉开三宝"（安宫牛黄丸、至宝丹、紫雪丹）及苏合香丸为临床上最常用的中成药。

中邪多由七情内伤所致，《素问玄机原病式·六气为病》云："故狂者五志间发。"故本病在治疗上除采用药物控制病情外，还需加强对患者的精神调摄及心理疏导。早期干预治疗、采取防护措施，可避免疾病严重发展和意外的发生。

吐血

【原文】吐血宜分阳症、阴症者，尤宜细辨。盖吐血犯人浊道，不比衄血之犯清道也。清道者，气道也；浊道者，食道也。胃中无血，而胃中有血，吐血从口中而出者，非胃中之血而何？此血也，因胃中有窍，不闭而血乃妄行。然而此血非止胃经一经之血也。盖心、肝、肺、脾、肾之血，俱奔腾于胃脘之外，而渗入于胃中，胃不能藏，所以上涌而吐也。然五脏之血，俱不可伤，而肾经尤其，一伤肾则经年累月而不可止遏矣。盖胃为肾之关，关门不闭，而肾中之血自然上升于胃，又理之易知者也。然同是五脏之失血，又何以辨其为阴为阳，此又有故。盖吐血无火不能吐血，而无水亦不能吐血也。无火吐血人能知，无水吐血人难测，其故又何也？吾先言其有火者，胃本土也，而实有火在胃，无土气则吐变为火，火存胃中，自然挟血而上奔，此阳火之焚，非水不能相济。然而血乃有形之物，一时倾盆而出，欲急补其水，一时既难收功，不得不益其气，使气生夫血，气生则气行，气行则血止，实有妙理存乎其间。其症必口渴、齿痛、喉干、目赤、身热，便可知为阳症之吐血也。治之法，须用独参汤一两饮之最妙，其次莫若当归补血汤之为更神。倘二方之中，能调之三七根末各三钱，再加入荆芥炒黑者为末，同前二方饮之立止，断不再吐。无奈世人不知妙法，使吐血者致成痨瘵[1]，未必非吾辈天医过于珍重方法，不肯传人之咎也。至于阴症，何以辨之？或一日而数口，或经年而咳嗽，或痰中见丝，或夜重而日无血迹，或声哑而声嘶者是也。治之法，又不可专用参、归、黄芪之品，当改用纯阴之味[2]。世医六味地黄汤加麦冬、五味最为相宜。但此等之病，非一二剂可以速效，人见六味汤之迂缓[3]而无近功也，往往弃而不用，遂至轻变重而重变亡。吾今怜惜，酌定神方，可以长服，而不必如六味丸之必须服至三年也。此方大半补阴，少加阳药以生胃气，又用归经止漏之品塞其窍，较六味汤[4]为更神。且此药味平妥，无有动性[5]，盖血症最恶动也。

熟地五钱　山茱萸三钱　麦冬五钱　玄参三钱　天冬一钱　车前子三钱　荆芥炒黑，三分　人参三分　山药五钱　薏仁一两　百合五钱　三七根末，五分　水煎服。

【注释】

[1]痨瘵：又名劳瘵。是以咳嗽、咯血、潮热盗汗、逐渐消瘦为主要症状的具有传染性的慢性消耗性疾病。

[2]纯阴之味：《素问·阴阳应相大论篇》："味厚者为阴。"文中指有补阴作用的中药、方剂。

[3]迂缓：此处指药效迟缓，缓慢。

[4]六味汤：即六味地黄汤。出自《景岳全书》卷五十三。

[5]动性：此处指药物具有迫血外出的性质。

【精解】本门论述了吐血的阴阳辨症。《灵枢·五味》："胃者，五脏六腑之海也，水谷皆入于胃，五脏六腑皆禀气于胃。"五脏之血均可入胃，其中胃为肾之关，胃窍不闭时，以肾中之血最易上达而致吐血。病因方面，无火不能吐血，火热之邪最易伤及血络，此时若阴水不能上济胃火，则发为吐血。气为血之帅，治疗时因阴水难以竣补，故需先行补气，起到化生、推动、固摄血液的作用。

吐血当分阴阳。阳症之吐血，口渴咽干，身热目赤，齿龈疼痛，此时当予以独参汤、当归补血汤，或于两方中加入三七末、荆芥炭，共奏补气、养血、止血之效。阴症之吐血，患者可见短期或长期咳嗽、痰中带血、声哑声嘶等表现，此时治宜六味地黄汤加麦冬、五味子补益滋阴，长期服用方可奏效。作者认为六味地黄丸作用较缓，恐患者不能坚持服用而致疾病由轻转重，故自拟新方，其中以熟地黄、山茱萸、天冬、麦冬、百合等补阴药为主，加入少量人参助生胃气，三七末、荆芥炭止血闭窍，此方无伤血动血之弊，且起效速于六味之类，为临床治疗吐血提供了新的思路。

吐血多见于西医学中的消化性溃疡出血和肝硬化所致的食管、胃底静脉曲张破裂。其发病与五脏六腑相关，而重点在于胃与肝。外淫侵袭损伤胃络，或饮食不节、情志过极、体虚劳倦等内伤脾胃，均可导致吐血。吐血的证型主要分为胃热壅盛、肝火犯胃、气虚血溢等。初起时多为热盛所致，治疗时当注重清泻肝胃热邪，加以凉血化瘀止血；而吐血日久、量大，易致气血亏损，此时应着重补益气血。张锡纯认为火盛、气逆是吐血的主要病因，故在治疗时多用黄连、芒硝、侧柏叶、羚羊角等清泻心肝之火，以大黄、代赭石降胃之气逆，加之药炭类、药物鲜汁类止血，治疗实证吐血有很好的临床疗效。而在治疗虚证吐血时，多使用人参、黄芪、当归、党参等补气养血，以归脾汤为主要代表方剂；三七止血且类人参补虚，白及可收敛胃中创面，常作为临床治疗气虚吐血的药对出现。

治疗吐血应首先辨明疾病的虚实缓急。吐血往往发病急骤、症状危重且病情反复。患者应静卧休息、严格禁食并保持气道畅通，同时注重调摄情志。临床上应当立刻查明吐血病因，检测患者生命体征、评估出血程度、判断止血效果，联合采用多种止血方法，并在必要时进行手术止血。

梦遗

【原文】梦遗之症，十人常患六七人，有此病，半如废人。盖[1]肾不可泻而可补，如何可终日而自泻之也？此病之必须速愈，而不可因循失治，致成终身之漏卮[2]也。但其症有阴虚、阳虚之分，不可不辨。不知阴阳而妄治之，多见其寡效也。阳虚之症，气必寡弱而阳痿，往往见色倒戈[3]，一入梦中，又偏鼓往直前而不肯已[4]。其先亦必见色而思，慕容而视，身不能窃[5]，而魂随梦游，遂成此症。当时即用补阳止涩之药，亦易成功，而无如人以为梦耳，何足忧？一而再，再而三，三而至四至五，而玉关[6]不闭矣。余今传一方[7]，最简最易，一剂轻，三剂全愈，至神之方，不可思议者也。如若初起之时，一剂永不再发。倘能消息[8]吾方，改剂为丸，日服一两，亦奏奇功。读书之子，当奉我为救命之神也。至阴虚梦遗，又复不同，往往有绝非思想，而夜间亦遗者。此必天禀素虚，又加色欲，或看春图而摹拟，或读野史而怡神，或陶情花柳而娱色，以致玉关不锁，见色则流，闻声则泄，擦皮肉而辄遗，终日呻吟，全无健色。当大补真元，扶助命门之火，始可回阳光之离照，祛阴荡之群魔，闭其关门，增其精水，不必止遗而精自止也，方名壮阳止精汤。此方虽名壮阳，而实补肾水。止用巴戟以温暖命门之火，使水足以相济，而精自收摄于肾宫而不外遗，此不止精而正所以止精也。倘徒以牡蛎、金樱子之类，以止涩其精，而不补其肾中之水火，吾日见其消亡而已矣。

无名方

芡实一两　山药一两　人参五分　莲子三十个，连心用　生枣仁二钱　水煎服。

壮阳止精汤

熟地一两　山茱萸五钱　山药三钱　炒枣仁五钱　芡实五钱　人参五钱　巴戟天三钱　车前子三钱　北五味一钱　麦冬三钱　柏子仁一钱　白芥子一钱　水煎服。

【注释】

［1］盖：连接上句"有此病，半如废人"，解说原由。相当于"本来""原来"。

［2］漏卮：有漏洞的盛酒器。此处为比喻，将梦遗患者比喻成漏卮。

［3］倒戈：放下武器、投降。

［4］已：停止、结束。

［5］窃：侵犯。

［6］玉关：肾。《素问·六节藏象论篇》有言："肾者，主蛰，封藏之本，精之处也。"

［7］一方：指文末"无名方"。

［8］消息：斟酌、改变。《伤寒论·辨霍乱病脉证并治》："吐利止而身痛不休者，当消息和解其外，宜桂枝汤小和之。"

【精解】本门讲述了梦遗的阴阳辨证。开篇强调肾可补不可泻，梦遗需尽早治疗，否则会成终身疾患。提出几种梦遗的证治，阳虚梦遗因见色而思、求而不得所致，以气虚证表现为主，可兼阳痿，易做春梦，治法当补阳止涩，并于文后给出无名方；阴虚梦遗则因禀赋虚弱加之平素纵欲过度而成，以早泄，终日呻吟，精神、面色萎靡为主要表现，治法当大补真元、增补肾阴，方用壮阳止精汤，增补肾阴肾阳，使水火相济，肾精自固。《景岳全书·遗精》："凡有所注恋而梦者，此精为神动也，其因在心。有欲事不遂而梦者，此精失其位也，其因在肾……有因用心思索过度辄遗者，此中气有不足，心脾之虚陷也……有素禀不足而精易滑者，此先天元气之单薄也……情动者，当清其心；精动者，当固其肾。"这为本门阳症无名方宁心健脾、补肾涩精的方义及阴症大补元气以固肾精的治法提供了理论基础。

梦遗基本病机总属肾气不固，但临床辨证还需注意到心、脾、肝等脏腑的影响。梦遗伴腰膝酸软、眩晕、耳鸣等肾系症状，为肾虚不固，当以地黄、菟丝子、枸杞、牛膝等补肾益精。若梦遗伴少寐多梦、心烦、头晕目眩、心悸怔忡等，多为心肾不交，可予黄连清心泻火，地黄滋阴补肾，加之当归、酸枣仁、远志等安神和血。若上述情况还兼见健忘、四肢困倦，食少便溏等症状，则为心脾两虚，气不摄精，方用妙香散或归脾汤加减，予人参、黄芪益气生津，山药、茯苓扶脾利水，远志宁神，心脾双补，使气和神充，梦遗自愈。《景岳全书·遗精》言："既病而求治，则尤当以持心为先，然后随证调理，自无不愈。使不知求本之道，全恃药饵，而欲望成功者，盖亦几希矣。"若每月遗精一二次，次日无明显不适感或其他症状，则属生理性梦遗。病理性梦遗除药物治疗外，需注意心理状况及生活习惯的调整，劳逸结合，清淡饮食，戒除过度手淫，避免色情刺激及妄想。

吞酸

【原文】吞酸之症，皆肝木之凌土也，何以有阴阳之殊哉？不知肝经虽属阴，然肝中有火，以克脾克胃，而阴阳遂分之矣。大约脾受肝火之侵，多属于阴；胃受肝火之犯，多属于阳耳。犯于阳者，心中嘈杂[1]，如火之焚，饮之水而辄吐，吐水必黄绿之色，如醋之酸而不可闻者是也。方用解酸汤治之。此方之妙，皆舒肝之圣药，而又解其火郁之气，自然手到功成也。侵于阴者，虽胸中作酸而不甚，今日食之，必至明日吞酸而不可咽，口虽作渴，饮之水而酸更加，吐出必纯是清水，可用热物，而不可用凉物者是也。方用八味地黄丸[2]，实与症相宜，然而丸方终不及煎方之速。吾今定一方，治阴症之吞酸，有奇功也。方名补阴化酸汤。一剂少轻，二剂即愈。此方之妙，妙在健脾多于补肾。盖脾健则水湿自去，邪水既去，而真水自生，肾水行于脾之中，脾气即通于胃之上，又何至胃口之寒，出于吞酸而作吐乎？倘不知补脾于肾中，而惟图止酸于胃上，势必变为反胃而不可止也。

解酸汤

柴胡二钱　白芍五钱　苍术五钱　炒栀子三钱　茯苓五钱　陈皮一钱　厚朴一钱
神曲一钱　砂仁三粒　枳壳五分　香附二钱　水煎服。

补阴化酸汤

肉桂五分　熟地五钱　山药一两　山茱萸三钱　芡实五钱　陈皮五分　薏仁五钱
车前子三钱　附子一钱　人参五钱　白术五钱　白芥子三钱　水煎服。

【注释】

［1］嘈杂：症状名，始见于《丹溪心法》。《医学正传》言："夫嘈杂之为证也，似饥不饥，似痛不痛，而有懊憹不自宁之状者是也。其证或兼暖气，或兼痞满，或兼恶心，渐至胃脘作痛。"

［2］八味地黄丸：此方有多种版本，据同作者《辨证录·卷之二·头疼门》记载"八味地黄汤"：熟地（一两）　山茱萸（五钱）　山药（五钱）　茯苓　丹皮　泽泻（各三钱）　川芎（一两）　肉桂（一钱）　水煎服。

【精解】本门讲述了吞酸的阴阳辨证，提出吞酸的基本病机为肝木凌土。肝火犯胃属阳症，以胸中嘈杂如焚、饮水即吐、呕吐物呈水状为主要表现，治宜平肝疏肝解郁，方用解酸汤；肝火犯脾为阴症，以胸口稍有酸闷感、宿食反酸难咽、口渴但饮水即吐等为主要表现，治宜健脾利湿兼补肾，方用八味地黄丸或补阴化酸汤。《寿世保元·吞酸》："夫酸者，木之味也……吞酸嘈杂，酸水刺心者，乃痰火郁气也。"与本门阳症吞酸的认识基本一致。《黄帝内经》有言："诸逆冲上，皆属于火……诸呕吐酸，暴注下迫，皆属于热。"《症因脉治》谓："诸有吐酸之症，内伤七情，肝胆气机瘀滞，久郁化火，侵扰脾胃，则饮食不化，伤于胃，遂成反酸之病矣。"为本门从肝火入手治疗吞酸提供了理论支持。

吞酸在西医学中属反流性食管炎、胃食管反流等范畴。临证时须注意病位及虚实辨证。如酸水秽腐，伴脘腹胀满拒按，嗳气、厌食伴大便或溏或结，气味臭秽，应为食积胃脘的脾胃实证，法当和中消导，消食降逆。可重用神曲、山楂、莱菔子等化滞和中，吞酸自解。若胸中稍有酸闷，酸水清稀，伴见纳呆、脘痞、口淡不渴、疲倦乏力、面色少华等，则为中焦虚弱的脾胃虚证，法当益气健脾，和胃止酸。可酌情选用人参、茯苓、白术等利水健脾，砂仁、木香等理气和中。而若吞酸时作，嗳腐气秽，伴两胁胀满、口苦、易怒，或与情绪有关联，则为肝郁化火犯胃的肝木凌土之证，法当疏肝解郁和胃。可选柴胡、白芍等疏肝气，陈皮、厚朴等理气和中。需要注意的是，吞酸一症无论病于何处，都应配予疏肝之法。正如《医林绳墨·吞酸吐酸》所说："吞吐者，木郁不能条达，宜当从治，少加降火，此顺其性也。"

腰痛

【原文】腰痛多是肾病，然而腰痛不止肾病也。肾病固是阴虚，而肾病亦有阳虚者。阳虚之病，腰必冷气如冰，见寒则痛必甚，不可俯仰，食凉水冷饭之类，必然痛甚而不可止。阴虚之病，痛虽甚而不十分冷，饮凉茶、食冷饭而亦不十分大痛。以此分别阴阳，实为得要[1]，而治之法亦少有微异也。吾今立一方统[2]治之，各略加减，无不神效，名为健腰散。阳虚者加肉桂一钱，阴虚者加熟地一两，各照方服之，病各全愈，大约不必用至四剂也。惟有一种阳症腰痛，人最不知其故，一时风湿骤侵，腰痛不能转侧，打恭作揖，如千钱系腰一般，阳气有余，而风邪作祟，法当祛邪消湿，其病立痊。方用祛荡汤，一剂轻，二剂病如失。此方纯去祛风荡湿，而又不损其正气，所以称神而奏功愈奇也。若错认作虚症，而用熟地补水之剂，则湿以恶湿，邪留腰脊而不去，必成伛偻之症。倘已成伛偻，吾有奇方，可以渐[3]起之，日服一剂，三月伛偻可以起立，神方也。

健腰散
白术二两　薏仁二两　水煎服。

祛荡汤
泽泻三钱　防己一钱　柴胡三钱　白术五钱　甘草一钱　苍术三钱　薏仁三钱　豨莶草二钱　半夏二钱　水煎服。

后方
薏仁一两　白术二两　黄芪一两　防风五分　豨莶草二钱　肉桂五分　茯苓五钱　水煎服。

【注释】

[1]实为得要：确实是把握了要点。

[2]统：一统，一同，一并。

[3]渐：慢慢地，逐渐地。

【精解】本门讲述了腰痛的辨证。认为腰痛有肾阴虚、肾阳虚及风湿之别。若腰部冷痛，进食生冷则痛甚，为肾阳虚证，若腰部冷痛不显，进食生冷无大碍，为肾阴虚证。方用健腰散，肾阳虚证加肉桂一钱，肾阴虚证加熟地一两。

若腰痛不能转侧，弯腰时有腰部坠重感，为风湿腰痛，方用祛荡汤。风湿腰痛误予补药而成的佝偻，予文后方。《素问·脉要精微论篇》："腰者肾之府，摇转不能，肾将惫矣。"《丹溪心法·腰痛》："腰痛主湿热、肾虚、瘀血、挫闪、有痰积。"都为本门将腰痛归于肾虚及湿提供了理论来源。《景岳全书·腰痛》："腰痛证，凡悠悠戚戚，屡发不已者，肾之虚也。遇阴雨或久坐，痛而重者，湿也。遇诸寒而痛，或喜暖而恶寒者，寒也。遇诸热而痛，及喜寒而恶热者，热也。"与本门肾虚腰痛的阴阳辨证方法高度相似。

腰痛是临床最常见的病症之一，四季皆可发病。在西医学属风湿性腰痛、腰肌劳损、脊柱病变等范畴。临证首要分清虚实，虚证腰痛首责于肾，临床常见腰膝酸软，喜按喜揉，劳累后发病，病情较为反复；肾阳虚证可伴见手脚冰凉，乏力懒言，面色无华等症状，肾阴虚多有心烦失眠，手足心热，口干等症状；法当大补肾元，肾阳虚予右归丸加减，肾阴虚予左归丸加减，同时注意患者其他症状，以防补益过度或虚不受补。实证腰痛可因湿邪、瘀血等因素所致，湿邪证以腰部坠重感为标志，可酌情予苍术、白术、茯苓等除湿利水，同时还须辨清寒热，对证予方；瘀血证多见痛处固定，拒按，痛感如针刺，面晦舌紫，多有外伤或劳损史，予川芎、桃仁、地龙、牛膝等活血化瘀止痛为善。

霍乱

【原文】霍乱之症，乃感暑热之气也。因人之阴阳有虚有实，而症遂分之矣。大约霍乱虽有干湿，而犯暑邪则一也，宜别其阴阳之虚实以用药耳。阳症之霍乱，腹必大痛欲死，而手足不致反张，或吐而不泻，或泻而不吐，或吐泻交作不可止抑，不比阴症之欲吐而不能，欲泻而不得也。方用香薷饮治之最佳。然而香薷饮为世人妄用，不知遵守。我今重定香薷之饮一方，盖香薷性热，必热药冷饮，始能顺其性而奏功也。我所定方，与世上之香薷饮各有不同，然而吾方实异于世人所定之方也。凡遇暑天而患霍乱者，用吾方煎饮，无不下喉即定耳。至于阴症霍乱，此方亦可并用，但宜加入人参三钱，或二钱，或一钱，煎服亦佳。但不可一气服之，必须缓缓呷[1]之，则暑气自消，而正气来复，非吐则泻，便庆回春矣。设[2]更用桂附热剂以劫[3]之，虽亦有一时奏功者，而乱定复乱，往往变生他症，又不可不知也。

重定香薷饮

香薷三钱　白术三钱　陈皮一钱　神曲一钱　厚朴一钱　茯苓三钱　藿香五分

砂仁一粒 煎汤，候冷饮之。

【注释】

[1] 呷（xiā 虾）：《说文解字》："小口地喝：呷了一口茶。"

[2] 设：假设，如果。

[3] 劫：此处指用猛烈药剂治疗。《医学源流论·劫剂论》："劫剂者，以重药夺截邪气也。"

【精解】本门讲述了霍乱的阴阳辨证。认为霍乱虽都是感暑邪而生，但须分阴、阳二证。阳证以腹部剧痛，伴不可抑制的上吐下泻为临床表现，阴证则表现为恶心干呕，里急后重。作者重定了香薷饮组方以治疗霍乱，阳证照方服用即可，阴证可酌情加人参一至三钱煎药，小口慢服。同时鄙弃用大热劫剂来治疗霍乱，认为虽然会有短期效果，但长期预后不良，易化生其他病症。《医学入门·霍乱》："一种暑霍乱，即湿霍乱，但此疾夏秋惟甚，纵寒月亦多由伏暑，故名。一种湿霍乱，有声有物。一种干霍乱，有声无物。"将霍乱分干湿，湿霍乱"有声有物"，干霍乱"有声无物"，与本门阳证霍乱、阴证霍乱的分类基本一致。

霍乱是由霍乱弧菌引起的急性肠道传染病。临床表现轻重不一，轻者仅有轻度腹泻；重者剧烈吐泻大量米泔水样排泄物。霍乱属我国甲类传染病，一经发现必须立刻上报卫生防疫部门，按消化道传染病标准隔离，让患者卧床休息，并进行补液治疗，在吐泻症状缓解后循序渐进给予流质饮食。

《伤寒论》："霍乱，头痛、发热、身疼痛，热多欲饮水者，五苓散主之；寒多不用水者，理中丸主之。"《丹溪心法·霍乱》："夫上不得吐，下不得利，所伤之物或有寒腹满而痛，四肢拘急，转筋下利者，以理中汤加生附子、官桂；中暑霍乱，烦燥大渴，心腹撮痛，四肢冷，冷汗出，脚转筋，用藿香散。"霍乱之病，治则总归调和肠胃，以和解剂为主。临证应辨明寒热暑邪，以温中和解或祛暑和解等治法，酌情予香薷饮、藿香正气散、理中丸等加减，对症治疗。

生产

【原文】生产[1]如何有阴阳之分？如阴虚不能产，即阳虚不能产也。但何以辨其阴阳之虚也？阳虚者，气虚下陷，而浆水[2]必然干枯，往往有不能转头而即欲产者。倘以手脚先下，此至危之症，或用针刺儿之手足，未为尽善，必须多用参、芪，使气足而儿身自能转动，不可止[3]见

卷之一 一元

47

其浆水之干枯，而徒用滑胎补水之药以濡润之也。方用救胎两全散。一剂儿身即时活动，二剂而儿头到门立产矣。盖参、芪原是纯于补气之药，二者同用，更见奇功，况又各用至二两之多，则气生于无何有之乡，母健而子自不弱，自然勇力出于寻常，而转身甚速也。尤妙加升麻三分，以少提其滞气，气不滞而生产，更自神奇也。若阴虚不能产者，又从何辨之？儿头业已到门，而交骨[4]不开，水自然不能推送，以至于此，非大补其水，又何以推送之易乎？方用顺推散。一剂而交骨一声响亮，儿头窜出而生矣。倘儿头先不到门，此方万不可加柞木[5]，以轻启其门户也，切戒之戒之！盖当归、川芎原是补血之神品，而柞木又是开关之圣药，自然相合而成功也。倘舍此不用，而徒用催生兔脑[6]之丹，恐徒取败亡而已矣。

救胎两全散

人参二两　黄芪二两　升麻三分　水煎服。

顺推散

当归二两　川芎一两　红花五钱　柞木枝五钱　益母草三钱　水煎服。

【注释】

[1] 生产：生，产也；产，指妇生子。

[2] 浆水：指孤浆，又有胞浆、胎浆之称，即羊水。《脉经》云："妇人怀躯六七月暴下余水，其胎必依而堕。此非时，孤浆预下，气血皆虚故也。"

[3] 止：仅，只。

[4] 交骨：一说出自《傅青主女科》，指耻骨；一说指妇女之尾骶关节。

[5] 柞木：又名凿子木。《本草纲目》云："时珍曰：'此木坚韧，可为凿柄，故俗名凿子木。方书皆作柞木，盖昧此义也，柞乃橡栎之名，非此木也。'"柞木皮苦，平，无毒，主治黄疸病；柞木叶主治肿毒痈疽。《中华本草》云："柞木枝有催产之效，主治难产、胎死腹中。"

[6] 兔脑：《本草纲目》曰："兔之名，一云：兔子篆文象形，一云：吐而生子，故曰兔。"兔脑主治涂冻疮，催生滑胎。

【精解】本门主要讲述了生产之阴阳辨症。妇人难产时，当辨其阴阳之虚，不可徒用滑胎补水之药或催生兔脑之丹。产妇阳虚，则气虚下陷，浆水干枯，多致胎儿不能转头即要分娩，甚则倒产，手脚先下，是危证之候。治用救胎两全散。方中同用参、芪补气，再以升麻提气，使母健子勇，胎儿迅速转身得以顺利生产。产妇阴虚，则交骨不开，浆水不能推送胎儿产出，治宜大补浆水，方用顺推散。若胎儿头部未到产门，则禁用柞木以轻启门户，帮助胎儿娩出。

《妇人大全良方·产难门》所载"凡妇人以血为主，唯气顺则血顺，胎气安而生理和"，指明妇人生产之时，气血关系的顺和尤为关键。然儿未转身而欲产者，纯于补气提气恐有不妥。《傅青主女科》亦曰："夫胎之成，成于肾脏之精；而胎之养，养于五脏六腑之血，故血旺而子易生，血衰则子难产。所以临产之前，宜用补血之药，补血而血不能遽生，必更兼补气以生之。然不可纯补其气也，恐阳过于旺，则血仍不足，偏胜之害，必有升而无降，亦难产之渐也。"作者以补血、开关之品补浆水而治阴虚难产，大抵鉴于血虚导致浆水难以运儿之故。《万氏妇人科·八月章》："产育之时，气以行之，血以濡之，然后子宫滑溜，生理顺易。盖子犹鱼也，胞浆犹水也，水行鱼行，水止鱼止。"《胎产心法·交骨不开论》所载"交骨不开者，阴血虚也"，也说明阴虚、浆水难运是交骨不开难产的病因。《傅青主女科》："交骨之能开能合者，气血主之也。血旺而气衰，则儿虽向下而儿门不开；气旺而血衰，则儿门可开而儿难向下，是气所以开交骨、血运所以转儿身也。"这也为滋养气血，使气旺血足，助其开阖以治交骨不开难产提供了理论依据。

生产之难产，应辨明病因及虚实。难产对母婴危害极大，一旦发生，应分清原因是产力异常还是胎儿、胎位异常，做出准确的诊断。若因气滞血瘀或气血虚弱导致宫缩乏力，无明显胎儿窘迫现象，可取合谷、三阴交、至阴、支沟、太冲等穴位进行针刺并配以对应的中药治疗，必要时中西医结合治疗。在临证时应根据腹痛及宫缩的情况辨明难产虚实：难产一症或因气血虚弱无力运胎，或因气滞血瘀碍胎外出。虚者表现为腹部阵痛微弱，坠胀不甚，宫缩持续时间短，间歇时间长，宫缩不强，伴有腰膝酸软，头晕耳鸣或神疲乏力，心悸气短；实者表现为镇痛剧烈，腹痛不已，子宫收缩不协调，伴有精神紧张，烦躁不安等。若难产因素无法纠正或出现胎儿窘迫，应及时进行剖宫产或手术助产。

由于西医学的进步，很多难产得以手术的方法解决，中医在难产发生时助力有限，其更多的是从祛除病因着手对难产进行未病先防。《胎产心法》所载难产有五因：一为久坐久卧，气血不畅；二为恣食厚味，饮食不节；三为孕而交合，纵欲无度；四为情志不畅，忧惧困乏；五为体虚食少，临产无力。可见，中医针对难产的预防应从孕期开始，起居有常，饮食有节，适当活动，情志调畅，节制房事，这些是预防难产的基础。待到临产时谨遵六字真言"睡，忍痛，慢临盆"是关键：睡，指要有充足的睡眠，保养精神，为分娩蓄精蓄力，消除紧张情绪；忍痛，指解除产妇对分娩的恐惧心理，增强信心和分娩反射；慢临盆，指不要急于临盆，以免宫口未开而产妇力已用尽。

小产

【原文】小产[1]多是阴阳之虚，而又加好色，以至胎动不安，少[2]有所触，使至堕落矣。然则不急补其阴阳之气血，又何以安其胎乎？但阳衰之症，从何而辨？其妇必然嗜卧，懒于下床，少若起居之劳倦，便觉心烦头晕，饮食少思者是也。方用安胎上圣汤。一剂即安，二剂不再动矣，多服尤妙，然亦不必至十剂也。阴虚而动者，人必瘦弱，或夜热而昼寒，或夜有汗而昼无汗，皮焦骨热，咳嗽时见者，阴虚也。方用养阴安胎汤。此方专治阴水之虚，而少佐之补阳之品。前方纯乎补阳，而少佐之补阴之味，总使阴阳不可偏胜，而调济之不可失宜也。后方大约服四剂，自然胎安，如肯多服尤佳，亦听病人之意，而医者不必过强之也。

安胎上圣汤

人参三钱　白术五钱　山药五钱　茯苓二钱　黄芪五钱　甘草一钱　杜仲二钱　白扁豆三钱　麦冬三钱　北五味一钱　水煎服。

养阴安胎汤

熟地五钱　山药一钱　茯苓一钱　山茱萸二钱　枸杞一钱　杜仲一钱　白术二钱　陈皮五分　当归身三钱　人参五分　水煎服。倘热甚，加黄芩一钱，不热不必加也。

【注释】

[1] 小产：又名半产，指妊娠 12～28 周内，胎儿已成形而自然殒堕为主要表现的疾病，多由体虚、血热、外伤或误用药物等引起。

[2] 少：稍微。

【精解】本门主要讲述了小产之阴阳辨症。阴阳之虚，兼之房劳，以致胎动不安，稍有刺激则胎堕，发为小产。阳虚胎动不安者，症见嗜卧、懒于下床、日常活动时易劳倦、心烦头晕、饮食少思，治用安胎上圣汤。阴虚胎动不安者，人必瘦弱，症见夜热昼寒、夜有汗而昼无汗、皮焦骨热或时见咳嗽，治用养阴安胎汤。胎动不安欲小产，治需急补其阴阳之气血以使调济得宜、阴阳平衡。

古代医家认为小产多由胎漏、胎动不安发展而来，《景岳全书·妇人规》认为"胎动欲堕"亦能发为小产。胎漏、胎动不安病名不同，但病因、治则、转归等基本相同，临床难以截然分开，多一并论述。肾主藏精，肾精化生肾气，肾气分阴阳，肾之阴阳为一身阴阳之根本，肾气亏损则阴阳有所亏虚。

《女科经论》引《女科集略》："女子肾藏系于胎，是母之真气，子之所赖也。若肾气亏损，便不能固摄胎元。"肾气虚弱，则无以固摄胎气，胎失所系；《景岳全书·妇人规》："凡胎热者血易动，血动者胎不安，故堕于内热而虚者亦常有之。"阴虚生热，热伤冲任，冲任不固，胎亦难安。

中医辨证论治安胎以避小产，应首辨胚胎、胎儿是否存活，在整个治疗中应结合症状体征与人绒毛膜促性腺激素（HCG）检验及B超检查观察病情变化。其次，预防小产多从治疗胎漏、胎动不安入手，故而要明确胎漏、胎动不安的诊断，其主要表现为妊娠期腰酸、腹痛下坠、阴道出血，诊断时必须排除异位妊娠、葡萄胎及其他疾病引起的阴道出血。妇人孕后子宫必须得到肾气、肾阴、肾阳的支持才能稳固胚胎，胎漏、胎动不安主要机制在于肾虚不能系胞，同时有偏气虚、偏阳虚、偏阴虚及阴虚火旺四者。中医安胎具有明显的优势，其以补肾固冲安胎为治疗大法。肾气虚证治宜补肾益气、固肾安胎，方用罗元恺之补肾育胎丸；肾阳虚证治宜补肾助阳、温宫安胎，方用《医学衷中参西录》之寿胎丸加减；肾阴虚证治宜滋阴补肾、养血安胎，方用夏桂成之滋阴养胎方；阴虚火旺证治宜滋阴清热、固冲安胎，方用《景岳全书》之保阴煎加减；脾虚者治宜健脾益气、补肾安胎，方用《脾胃论》之补中益气汤加减；血瘀证治宜养血和络、化瘀安胎，方用《金匮要略》之胶艾汤合失笑散；湿热证治宜清热利湿、健脾理气，方用《医学入门》之加减固经丸合异功散。

产后

【原文】产后以大补气血为主，补气血即补阴阳也。然而产后又不可徒补气血，而不分阳盛阴衰、阴盛阳衰而概用补剂也。如产后身热血晕[1]，此气衰不能生血，以致血晕，不可止补血，而尤宜补气。当用人参为君，而佐之当归、川芎、荆芥为妙。如产后儿枕[2]作痛，手不可按而血晕，此乃血气有余，以致阳衰不能运动，亦用前方加山楂十粒，便可奏功。惟有亡血过多，仅存微气，或作寒作热，必须大补其血，而少补之以气为得。方亦用前汤，以当归、川芎为君臣，以人参、荆芥为佐使，未尝不可一剂奏功也。产后原有专门，吾所以止言大概。大约阴虚者，夜必沉困；阳虚者，日必软弱耳。以此用药，更为得宜，汝再广之可耳。

【注释】

[1]血晕：产妇分娩后突然头晕眼花，不能起坐，或心胸满闷，恶心呕吐，痰涌气急，心烦不安，甚则神昏口噤，不省人事，称为"产后血晕"，又

称"产后血运"。"产后血晕"一词首见于《经效产宝·产后血晕闷绝方论》。

［2］儿枕：指妊娠晚期，胞中余血成块有如儿枕，故名。《经效产宝》曰："十月足日，食有余，遂有成块，呼为儿枕。"又曰："胎侧则成形块者，呼为儿枕。"儿枕为难产之因。

【精解】本门主要讲述了产后之阴阳辨症。产后当辨清阴阳盛衰，大补气血。产后身热血晕，气虚无以生血，补血之外更宜补气，可用人参为君，佐以当归、川芎、荆芥。若产后儿枕痛，拒按而血晕，为瘀血停滞以致阳衰失动，治用前方加山楂十粒。若亡血过多，营阴下夺，气失所附，阳气虚脱，或作寒作热，须大补其血，兼以少量补气，治用前汤，以当归、川芎为君，佐使以人参、荆芥。《景岳全书·妇人规》指出产后血晕有虚实两端："产后气血俱去，诚多虚证。然有虚者，有不虚者，有全实者。"亦说："但察其面白、眼闭、口开、手冷、六脉细微之甚，是即气脱证也。""如果形气脉气俱有余，胸腹胀痛上冲，此血逆证也。"《陈素庵妇科补解·产后众疾门》："产后血晕，有虚有实，有寒有热。然虚而晕，热而晕者，十之六七；实而晕，寒而晕者，十之二三。"也说明了产后血晕有虚、实、寒、热之分。

中医妇科学认为，产后血晕属危急重症，首当辨其虚实，虚者为脱证，实者为闭证。产后血晕多见于产时或产后大出血，面色苍白、冷汗淋漓，心悸愦闷，甚者昏厥，目闭口开，手撒肢冷；闭证多见恶露量少或不下，面色紫暗，心腹胀痛，神昏口噤，两手握拳。如属产后出血，应尽快查明原因，针对性止血；如属产后昏迷不醒，可先针灸或熏鼻促醒，同时中西医结合迅速治疗。为避免延误救治，应待病情稳定后再进行辨证论治：血虚气脱者，治以益气固脱，方用《校注妇人良方》之参附汤；瘀阻气闭者，治以行血逐瘀，方用《妇人大全良方》之夺命散加当归、川芎。

子嗣

【原文】子嗣之当分阴阳也。天师与仲景张公定方于从前，而雷公又发明之于后，吾可以不必再言之矣。然而何故又言之耶？盖阴阳偏胜，终难生子，徒服温补之品，亦复何益？必须知其阳虚者补阳，阴虚者补阴，庶几[1]阴阳两得其平，有子之道也。如见人见色倒戈，望门流涕，正战而兴忽阑，或欲再举而终不振，此阳气之衰微，又何疑哉？方用扶弱丸以助之。每日酒送下六钱或一两，服三日，阳事振作，非复从前之衰惫矣。然三日之中，毋染色欲，吾方始见神奇。倘一犯吾禁，止可少助其半，而不能大改其观，非我传方之不精也。阴虚不能生子者，又不可服此药。阴虚者必然多火，火之有余，水之不足，熬干阴精，泻亦不多，或太热而惊其胞，或水少而难于射，或夜热骨蒸，汗出亡阴，皆不能生子。吾今立一方，如法修合[2]，终日吞咽，必能生子。每日早晚吞下五钱或一两亦可，多之更美。服至三月半年，未有不生子者。二方各有至理，各有奇功，要在人分别阴阳，以为种玉之丹也。

扶弱丸

人参六两　白术一斤　黄芪二斤　巴戟天半斤　肉桂三两　鹿茸一对　远志三两　覆盆子四两　柏子仁三两　熟地半斤　北五味三两　山茱萸六两　肉苁蓉一支　龙骨二两　杜仲四两　驴鞭一具，大而壮者佳　麦冬四两　各为末，蜜为丸，酒送下，每日或服六钱或一两。

后方

熟地一斤　地骨皮一斤　天门冬半斤　麦冬一斤　山茱萸一斤　芡实一斤　山药一斤　玄参四两　北五味三两　车前子四两　各为末，蜜为丸。

【注释】

[1] 庶几：相近，差不多。庶，近也；几，近也。

[2] 修合：指中药的采集、加工、配制过程。

【精解】本门主要讲述了子嗣之阴阳辨症。阴阳偏盛，终难有嗣，治宜阳虚者补阳，阴虚者补阴。阳气衰微者，症见见人见色倒戈，望门流涕，正战而兴忽阑，或欲再举而不振，治用扶弱丸，以酒送服三日且忌房事。阴虚者，火耗阴精而泻少，或过热惊胞，或水少难射，或症见夜热骨蒸、汗出亡阴，治用后方，服三月半年。《女科经纶·嗣育门》："人之育胎，阳精之施也，阴血能摄之，精成其子，血成其胞，胎孕乃成。"《格致余论·受胎论》谓："男不可为父，得阳气之亏者也"，说明子嗣有否与阴阳密切相关，阴阳平衡者方能有嗣。《景岳全书·杂证谟》："凡男子阳痿不起，多由命门火衰，精气虚冷，或以七情劳倦，损伤生阳之气。"说明阳痿多由肾阳虚所致。

男子无嗣，需循其病因，辨明虚实，辨病与辨证相结合。中西医结合男科学认为，男子无嗣与肝、肾、脾等脏腑功能有关，而与肾脏关系最为密切，本病常属本虚标实或虚实夹杂，本虚为脏腑虚损，标实为湿热瘀滞。西医学中，男性不育症有精液量减少、少精子症、无精子症、弱精子症、畸形精子症等。男性不育的治疗采用中西医结合治疗较好，首先要结合精液及超声检查明确西医诊断，进行针对性病因治疗，同时采用中医辨证论治进行个性化治疗，必要时夫妻同查同治，经上述治疗无效或无法自然受孕的，可求助于辅助生殖技术。

据《男性不育症中西医结合诊疗指南（试行版）》，中医治疗男性不育围绕肾、脾、肝三脏，补以生精为基础，攻以祛邪为要：肾阴亏虚证，治以滋阴降火益精，方用六味地黄丸；肾阳不足证，治以温肾壮阳、滋肾助精；肾精亏损证，治以补肾填精，方用五子衍宗丸；肝气郁结证，治以疏肝理气，方用柴胡疏肝散；痰湿内阻证，治以祛痰化湿，方用二陈汤；湿热下注证，治以清热利湿、通精开窍，方用龙胆泻肝汤；气滞血瘀证，治以疏肝理气、活血祛瘀，方用血府逐瘀汤；脾虚湿盛证，治以健脾和胃、益精通窍，方用参苓白术散。必要时可选取关元、三阴交、肾俞、中极、命门、次髎、太溪、太冲、足三里、曲骨、气海等以任、督二脉为中心的下腹部、腰骶部及肝脾肾的经穴辅以针灸治疗。有报道发现，治疗男性不育症的常用中药以补虚为主：以菟丝子、淫羊藿、巴戟天、肉苁蓉补阳，以黄芪、山药、甘草、党参、白术补气，以枸杞子、黄精、女贞子补阴，以熟地黄、当归、何首乌补血；其次以牡丹皮、生地黄清热，以丹参、牛膝活血化瘀，以茯苓、车前子利水渗湿，以山茱萸、覆盆子、五味子等药收涩。

虚症实症辨

咳嗽

【原文】咳嗽之宜辨虚实也。初嗽之时多是实，久嗽之后多是虚。肺主皮毛，一感风寒，便成咳嗽，痰气住于胃脘之间而不得散，鼻塞流涕而不已，其咳嗽之声必响，其吐痰亦必或黄或绿，重且身热而喉痛嗌干，胸中膨闷而不可解，此皆邪气之实也。若以为虚而动用补剂，则邪未散而气更壅滞矣。故初起之嗽，必须用风药[1]解散为第一。惟世人治嗽，实多其方，然得其法者无几也。吾今酌定一方，可以为永远之式，方名宁嗽丹。此方祛风祛痰，又不耗气，治初起之咳嗽，殊有神功，大约二剂无不愈者。此治实症之咳嗽，人幸存而收之，又何必用柴胡、防风过于消散哉？至于肺虚嗽症，非脾胃之虚，即肾肝之涸也。咳嗽至于日月之久，若有风邪，即不服药，亦宜自散。今久而不愈，因脾气不健，土不能生肺金，则邪欺肺气之无亲，况土虚则肝木必然过旺，又来克脾，而金弱不能相制，则邪气无所顾忌，盘踞于肺中而不去，或日久而成嗽也。然何以知其脾气之虚，以致其久嗽之不已。论其饮食，则能食而不能消，口欲餐而腹又饱，或溏泻而无休，或小便之不谨，皆是脾虚作嗽也。法当用培土之味，而益之止嗽之品，方名土金丸，每日白滚水[2]送下五钱半料即全愈。此方全不治嗽，而嗽自安。盖健脾之气，而肺气有养，邪自难留，故不止嗽而嗽自已也。肝经之虚，以致久嗽者何故？肺金本克肝木，肝木之虚，肺金免乎制伏，宜于肺气之有养矣，何得反致咳嗽？不知肝木之气，必得肺金之制，而木气始能调达。今因肝木素虚，而风又袭之，筋不能疏，益加抑郁而不伸，此咳嗽之未能瘳也。法当舒肝中之郁，滋肝中之津，而金气始能彼此之相通，而不致上下之相隔，庶几嗽有止时也。然而肝虚之症，又从何而辨之？问其人，必两胁作胀闷之状，或左边之疼痛而手不可按，或面目之青黑而气无开，或胃脘作酸而欲吐，或痰结成小块而咽在喉咙，或逢小怒而咳嗽更甚，此皆肝虚咳嗽之病也。世人治肝经之咳嗽，原无方法，动以老痰呼之，误之甚矣。吾今立一方，专治肝虚作嗽之症，神效之极，方名木金两治汤。此方之妙，全去舒肝，而不去治肺。盖久嗽则肺气已虚，何可又虚其虚，故不用风药以散肺金之气也。然则何不补肺金之气耶？不知肝虚所以久嗽，若又去助肺，则仍又致肝木之不得伸，何若竟补肝舒木之为得耶？况方中祛痰祛风于表里胆膈之间，又未尝不兼顾肺邪也，此方之所以神而妙耳。肾虚之嗽，更自难明，肺为肾之母，子母相恋，岂有相忌而作嗽之理？殊不知肺金之气，夜卧必归息于肾宫，所谓母藏子舍也。今肺金为心火风邪所凌逼[3]，既无卫蔽[4]劝解之人，又无祛逐战争之士，束手受缚，性又不甘，自然投避子家，号召主伯亚旅，以复其仇，子母关切，安忍坐视，自然统领家人，腾上祛邪。无奈强邻势大，贼众瞒天，而其子又国衰民弱，不能拒敌，逃窜披靡，肺金之母不得已仍回己家，而肾宫子水，敌既未除，而家人星散，亦且民作为盗，不复仇而反助仇矣。于是水化为痰，终年咳嗽而不能愈也。法当专补肾水，而兼益肺金之气，其症始可安然[5]。然肾虚作嗽之症，若何辨之？饮食知味，可饮可食，全无相碍，惟是昼轻夜重，夜汗则淋漓，或夜热之如火，或声嘶而口不干，或喉痛而舌不燥，痰涎纯是清水，投之水中而立化，或如蟹之涎，纯是白沫，皆肾虚咳嗽之症也。论方莫妙用八味地黄汤去桂、附，加麦冬、五味，大剂煎饮，必能奏功如响。然而可作丸而不可作汤，诚恐世人不知，倦于修合[6]，吾今另定奇方，可代地黄之汤也。方名水金两治汤。此方奇绝，补肾补肺，而又加去火之剂，使骨髓之虚火皆安，又何虑外邪之相犯。肾中不热，则水气相安，自然化精而不化痰。况方中又有薏仁、车前，以利其膀胱之气，分消败浊而精益能生，非漫然而用之也。愿人加意吾方，以治肾虚之咳嗽，又奚至经年累月，受无穷之累哉？

宁嗽丹

甘草二钱　桔梗三钱　黄芩一钱　陈皮一钱　天花粉二钱　麦冬三钱　苏叶一钱

水煎服。

土金丸

白术三两　茯苓三两　甘草一两　人参一两　半夏一两　桔梗一两　白芍三两

麦冬三两　干姜一两　神曲五钱　陈皮五钱　薏仁三两　各为末，蜜为丸。

木金两治汤

白芍一两　当归五钱　柴胡三钱　炒栀子二钱　苍术二钱　甘草一钱　神曲一钱

白芥子三钱或五钱　防风五分　枳壳五分　水煎服。

水金两治汤

熟地一两　山茱萸五钱　麦冬一两　北五味三钱　车前子三钱　薏仁一两　玄

参三钱　地骨皮五钱　牛膝二钱　水煎服。

【注释】

［1］风药：一类具有辛散升浮之性的药物。李杲秉承张元素的理论首次提出风药概念。

［2］白滚水：白开水。

［3］凌逼：欺凌逼迫。

［4］卫蔽：卫护遮掩。

［5］安然：平安无事。

［6］修合：修合一词，最早出现于北宋年间，是一个有关中药采制过程的术语。修，指对未加工药材的炮制；合，指对药材的取舍、搭配、组合。修合就是指中药的采集、加工、配制过程，它涉及药材的产地、成色、质量、加工等因素，直接影响中药的疗效。

【精解】陈氏以虚实为总纲辨治咳嗽，提出以咳嗽发病的新久辨其虚实。实者以风药散之，立宁嗽丹一方祛风祛痰。虚者宗《素问·咳论篇》"五脏六腑皆令人咳，非独肺也"，将虚证咳嗽分为脾虚、肝虚、肾虚，分别拟土金丸、木金两治汤、水金两治汤以治之。陈氏详细描述了三种虚证咳嗽的相兼症状，临床辨治咳嗽可参考应用。对于肝虚咳嗽，陈氏强调"补肝舒木"为要，不可补肺金之气，恐致肝木不得伸，临床辨治可以借鉴。

临床辨治咳嗽应先分虚实。根据咳嗽的新久分为实证和虚证，实证多因外感，虚证多为内伤所致。实证者咳嗽声响，吐痰或黄或绿，身热喉痛口干，胸中膨闷不解，应采用疏风、清热散寒、润燥等方法治疗。虚证咳嗽根据临床表现的不同，有脾虚、肝虚、肾虚之别，在治疗虚证咳嗽时应注意调理脏腑，顾护正气，不可单纯止咳。临床辨治咳嗽时，可在陈氏所立四方的基础上进行加减。

喘症

【原文】喘症之有虚实也。喘症遇风而发，此实邪也，可散邪而病辄[1]愈。其症喉作水鸡声[2]，喘必抬肩，气闷欲死，视其势若重，而其症实轻，盖外感之病，而非内伤之患也。方用射干止喘汤，一剂即愈，不必再剂也。此方虽皆祛邪散风之品，而有补益之味以相制，邪去而正气无亏[3]。倘无补味存乎其中，但有散而不补，风邪虽去，喘亦顿除，后日必有再感之患，不若乘其初起之时，预作绸缪之计也。至于虚喘若何？口中微微作喘，而不至抬肩，盖短气之症，似喘而非喘也。问其症，必有气从脐间上冲，便觉喘息不宁，此乃肾虚之极，元阳止有一线之微，牵连未绝而欲绝也。法当大补肾宫之水，而兼补元阳[4]之气，则虚火下潜，而元阳可续。方用生水归源散。此方神而更神，此等之病，非此等之方，不能回元气于将亡，补真水之乖绝，一剂而喘轻，再剂而喘定，三剂四剂而安宁矣。庶几[5]身可眠而气无上冲之患矣。倘不用吾方，自必毙，或少减乃亦能奏效。然而旷日迟久，徒增困顿[6]，与其后日多服药饵[7]，过于吾方之多，何若乘其初起之时，即照吾定之方而多与之痛饮，能去病之为快哉。

射干止喘汤

射干二钱　柴胡一钱　麦冬三钱　茯苓三钱　半夏三钱　甘草一钱　天花粉一钱　黄芩一钱　苏子三钱　百部一钱　水煎服。

生水归源散

熟地三两　山茱萸一两　人参三两　牛膝五钱　麦冬三钱　车前子五钱　北五味三钱　胡桃仁五个　生姜五片　水煎服。

【注释】

[1] 辄：文言副词。就；总是。

[2] 喉作水鸡声：喉中水鸡声，证名。指喉间痰鸣声连连不断，好象水鸡（即田鸡）叫声的症状。最早见于《金匮要略·肺痿肺痈咳嗽上气病脉证治》："咳而上气，喉中水鸡声，射干麻黄汤主之。"

[3] 无亏：没有损害。

[4] 元阳：参见卷之一"阴症阳症辨"之"喘症"。

［5］庶几：表示希望的语气词，或许可以。

［6］困顿：困难；烦恼。

［7］药饵：可供调补的药品。

【精解】陈氏以虚实为纲论及喘症的辨治。实喘在肺，肺失宣降，治以祛邪利气，方用射干止喘汤，以补益之味制祛邪散风之品，则邪去而正气无亏。虚喘重在治肾，治以培补摄纳，方用生水归源散，以补肾宫之水，兼补元阳之气，则虚火下潜，元阳可续。然喘症多端，各有来由，实者有寒、有热、有痰，陈氏仅列一方，疏漏难免，后学者当慎之。

临床辨治喘症当分虚实。实喘病机为邪气壅肺，气失宣降，治法用祛邪利气。祛邪指祛风寒、清肺热、化痰浊或痰饮等，利气指宣肺平喘。虚喘为精气不足、肺不主气、肾不纳气所致，治予培补摄纳，分阴阳，培肺气，益肺阴，补肾阳，滋肾阴，并佐以摄纳固脱等法。治疗虚喘很难速效，应持之以恒地调治方可治愈。正如《医宗必读·喘》所说："治实者攻之即效，无所难也。治虚者补之未必即效，须悠久成功，其间转折进退，良非易也。"若见喘脱者，急当扶正固脱，镇摄潜纳，及时救治。西医诊断为喘息性支气管炎、肺部感染、肺炎、肺气肿、心源性哮喘、肺结核、硅肺以及癔病性喘息等疾病出现喘病的临床表现时，可用本门介绍的两个方剂作为基础方进行加减治疗。

双蛾

【原文】双蛾症之虚实，从何辨之？大约外感者为实，内伤者为虚。而外感内伤，又从何而辨之？大约外感者，鼻必塞，舌必燥，身必先热而后寒，痰必黄而白，目必赤而浮，此邪气之实也。用杀蛾丹治之，用鹅翎[1]吹入喉中，必吐痰涎碗许而愈，神方也。内伤者，虽同是为蛾，喉肿而日间少轻，痰多而舌必不燥，吐痰如涌泉而下，身必畏寒，两足必如冰冷，此正气之虚也，用八味汤必然奏功[2]。吾今更定一方，名为三陆同补汤。此方之妙，妙在水中补火[3]，水足而肺经有养，亦火温而土气有生，则肺经兼有养也。况方中原有生肺之品，而肺金有不安宁者哉？肺肾脾三经俱安，则邪何所藏，自难留恋于皮肤之内，邪退则肿自消，双蛾顿失其形，真有莫知其然而然者矣。

杀蛾丹

硼砂一分　丹砂三分　牛黄一分　冰片一分　儿茶一钱　麝香一分　石膏一钱　各为绝细末。

三陆同补汤

熟地一两　山茱萸五钱　麦冬一两　北五味二钱　薏仁一两　肉桂二钱　人参一钱　白芥子五钱　茯苓五钱　白术五钱　水煎服。

【注释】

[1] 鹅翎：鹅的羽毛，色白。

[2] 奏功：奏效；取得功效。

[3] 水中补火：在用滋肾阴药物同时，少佐热药补肾阳。

【精解】本门以虚实为纲阐述乳蛾的辨治。外感者为实证，内伤者多为虚证。外感者以杀蛾丹吹喉，内伤者用三陆同补汤，水中补火，以安肺脾肾三脏。陈氏治疗乳蛾不单从肺论治，兼顾脾肾，重在调肾，使水足而肺经有养，火温而土气有生，足见此方之妙。

乳蛾多因肺胃蕴热，热毒上攻喉核，或温热病后余邪未清，脏腑虚损，虚火上炎所致。如《疡科心得集·卷上》曰："夫风温客热，首先犯肺，化火循经上逆入络，结聚咽喉，肿如蚕蛾，故名喉蛾。"《咽喉脉证通论·乳蛾第四》曰："此证因嗜酒肉热物过多，热毒积于血分，兼之房事太过，肾水亏竭，致有此发。"乳蛾辨治当分清虚实，以"清、消、补"为大法。发病急骤者，多为实证、热证，宜疏风清热，利咽消肿。病程迁延或反复发作者，多为虚证或虚实夹杂证，宜滋养肺肾，清利咽喉；健脾和胃，祛湿利咽；活血化瘀，祛痰利咽。

目痛

【原文】目痛有虚有实。实痛之症，必然红肿，流泪结眵[1]，或如锥伤，或如砂入，羞明喜暗，见日光而如触，对灯影而若刺，起障生星，发寒发热，吐痰吞酸，大便实而小便黄，此皆邪火之实症也。治之法，必须散邪解热祛痰为主。倘遽[2]以补药为先，愈助其火势之焰，痰且不得消，而邪且不易散，方用泻火全明汤治之。此方之妙，妙在用玄参之多，以解散浮游[3]之火，而各药无非入肝舒木之品，去湿热而除风邪，消痰结而培土气，不治目而正所以治目也。虚痛之症，色必淡红，即红而亦不甚痛，虽羞明而无泪，虽畏明而无星，大便如平时，小便必清长，有痰亦不黄，畏寒而无涕，此肾肝之虚症也。治之法，必须补水舒肝为主，倘然[4]以逐邪散火为先，势必轻变重，而重必变盲矣。方用温补救目散治之。此方肝肾两补，而尤注意于肝，虽肝木之枯，由于肾水之竭，以致肝木不能养目，然而肝气虽必得肾水以相资，必竟目为肝养，补肝则目自然有光，故补肾尤须补肝之为先也。世人治虚眼之方，原无佳法，一见目痛，动以风药治之，往往坏人之目。倘闻吾之教，而辨其虚实，毋论或先或后，实者用前方，虚者用后方，则目病必能随手回春，何致有失明之叹哉。可见虚实之必宜辨明，而用药之不宜少瘥也。

泻火全明汤

柴胡二钱　草决明三钱　甘菊花二钱　玄参五钱　炒栀子二钱　甘草一钱　天花粉三钱　白芍三钱　泽泻一钱　车前子一钱　龙胆草一钱　水煎服。

温补救目散

熟地五钱　当归五钱　白芍一两　山茱萸五钱　甘菊花五钱　葳蕤五钱　枸杞三钱　薏仁五钱　柴胡五分　车前子二钱　白芥子二钱　水煎服。

【注释】

[1] 眹：参见卷之一"阴症阳症"辨之"目痛"。

[2] 遽：遂，就。

[3] 浮游：虚浮不实。

[4] 倘然：倘若，假如。

【精解】本门从虚实论治目痛，实证方用泻火全明汤，治以散邪解热祛痰；虚证用温补救目散以肝肾双补，尤重补肝，因目属木也。陈氏强调目痛辨治需分虚实，若见目痛即以风药治之，恐将贻误病情。陈氏还详述了目痛虚实之不同症状，临床多可借鉴。

临床辨治目痛当分虚实。实证目痛，红肿流泪，分泌物增多，痛感强烈或如锥伤，或如砂入，羞明喜暗，见日光而如触，对灯影而若刺，起障生星，发寒发热，吐痰吞酸，大便实而小便黄等表现，治疗用草决明、炒栀子、龙胆草等清泻肝火。虚证者目之红肿颜色偏淡；虽羞明而无泪，虽畏明而无星，小便清长，痰不黄，畏寒无涕，多因肝肾两虚所致，治疗用枸杞、山茱萸等滋补肝肾。临床因感染性、变态反应、机械刺激、外伤性、青光眼等引发的目痛，以中医辨治时当先分虚实，以期良效。

吐症

【原文】吐症之虚实，尤不可不辨。不知虚实而轻用药饵，死亡立刻，可不慎欤！吐有朝吐、暮吐、饱吐、饥吐、虫吐、水吐之异。朝吐者，阳气虚也。暮吐者，阴气虚也。饥吐者，邪火之实也。饱吐者，寒邪之实也。虫吐者，有虚有实，虚则寒而实则热也。水吐者，吐黄水为实，吐清水为虚也。朝吐之病，乃头一日之食，至朝而尽情吐出也，此乃阳气之虚。阳气者，乃肾中之阳气虚，而非脾阳之气虚也。若徒以人参、白术以健其脾气，亦终年累月而寡效，不助其肾中之火，则釜底无薪，又何以蒸夫[1]水谷？此其症胃气不弱，故能食之以藏于胃中，而胃既藏，一宿自当转输于脾矣。而脾寒之极，下不能化，自然仍返于胃，而胃不肯受而上，反而出矣。倘认之不清，皆为胃气之弱，仍用参、芪之类[2]，则胃益健，而脾之寒虚如故，何能使之下行哉？况脾气既寒，下既不能推送，则大肠久无水谷之养，亦且缩小，即或脾有残羹剩汁流入大肠，而大肠干枯，亦难润导[3]，势不得不仍返之于脾，而脾仍返之于胃，而胃仍返之于咽喉而上出矣。治之法，急于肾宫温之，方用八味地黄丸，大剂煎服，始能水中生火，以煮土中之谷气，脾土热而传化亦易，且大肠得肾水之滋润，则水谷亦可下达矣。暮吐者，朝食而即吐也，亦有随食而随吐者，此乃阴水衰之故，胃中无液，不能润喉，所以水谷下咽，便觉棘喉[4]，故随食而随吐，或朝食而暮吐也。倘亦以胃之虚，而错用健脾开胃之剂，愈助其火势之炎蒸，而食转不能下咽矣。法当用六味地黄丸汤大剂煎服，或四物汤加人尿、人乳，亦大剂煎服，庶几可愈，否则徒自苦而已矣。饱吐者，因先有风邪入于胃中，饮食入胃，而胃气得饮食之势，难与邪气相战，故一涌而出，往往有一吐而病自愈者，所谓吐之即发之也。吐后用二陈汤加减调治之，亦未为不可。至于饥吐者，腹中无食，何以作吐？盖寒邪入腹，挟肾水上凌于心，驱其火而外出也，此乃至危之症。然而寒邪挟肾水而上冲者，饱时亦有此病，终不若饥时之吐为更重，法当以热药温之，方用理中汤温其命门之火，健其脾胃之土，使元阳无奔越，而厥逆有返还之庆也。虫吐之症，虽有虚实寒热之异，而虫吐则一也。吾定一方，专治虫而加减之，可通治虫吐矣。方用定虫丹，服后万不可饮之茶水，约二时可饮矣。此方乃杀虫之圣药，而又不十分耗气，所以饮之而虫死，而痛亦随之而定也。水吐之病，吐清水者，乃脾气之寒虚，不若吐黄水者，胃气之实热也，故最宜辨清。喻嘉言[5]谓吐清水者，有水窠[6]之异，不然何以吐水而绝不吐食耶？其言则是，而看症实非，胃口之中那有更生一窠囊[7]之理？不知脾气寒虚，则水不能分消，专聚于脾，而不知一经泛滥，则倾肠而出，而胃中糟粕何以绝无？此又有故存焉。盖胃气之行，原禀令于脾土，里病而表亦病，脾病而胃病也。脾之水既然上溢，胃之水亦必然上行，脾之气使糟粕不出，胃之气亦使糟粕不出也。喻生不知其妙，以物理窥藏府，浅哉之见也。此等之病，必须健脾胃而加之重堕之品，而不可单尚塞窍之药，以专恃乎阻抑之也。方用遏水丹，一剂而吐止，再剂而全愈，三剂而吐不再发。盖人参补气，而白术止水，二味原有奇功，况又加茯苓等类，以分消其水势之滔天，又用鹿角霜以止流而断路，又何至上吐之奔越哉。

定虫丹

白芷一钱　苦楝根二钱　枳壳一钱　使君子十个，槌碎　槟榔一钱　甘草一钱　白薇三钱　榧子肉三钱，槌碎　茯苓三钱　乌梅三个　水煎服，如热加黄连一钱，寒加干姜一钱，实加大黄二钱，虚加人参三钱。

遏水丹

人参一两　白术二两　茯苓一两　肉桂一钱　干姜二钱　鹿角霜一两　水煎，调鹿角霜末服。

【注释】

［1］夫：指示代词。那；这。

［2］参、芪之类：党参、黄芪等补中益气的一类药物。

［3］润导：润滑导滞。

［4］棘喉：芒刺在喉，食物难以下咽。见清代钱谦益《若活一百年》诗："朝飧棘喉饭，夕饮攒眉酒。"

［5］喻嘉言：本名喻昌（1585–1664），字嘉言。明末清初著名医学家，江西南昌府新建（今南昌市新建区）人。因新建古称西昌，故晚号西昌老人。

［6］水窠（kē 嗑）：太湖石。

［7］窠囊：首见于宋代许叔微《普济本事方》："膈中停饮"宿疾的经历，并提出"湿痰、痰饮成癖囊"。

【精解】本门阐述了朝吐、暮吐、饱吐、饥吐、虫吐、水吐等吐症的虚实辨治。陈氏指出，朝吐多因肾中阳气虚，治以八味地黄丸，能水中生火。暮吐为阴水衰，治以六味地黄丸。虫吐者有虚实寒热之分，以定虫丹加减之以通治。水吐者有实热和虚寒之别，立遏水丹以治虚寒之吐清水者。

然文中亦有一谬，陈氏前述"饥吐者，邪火之实也，饱吐者，寒邪之实也"，后言"饱吐者，因先有风邪入于胃中""饥吐者……盖寒邪入腹，挟肾水上凌丁心，驱其火而外出也"。陈氏以理中汤治饥吐，盖饥吐乃因脾肾阳衰寒盛故也。后学当详辨之。

本门详述了吐症的虚实辨治。吐症可分朝吐、暮吐、饱吐、饥吐、虫吐、水吐等，以胃失和降、胃气上逆为基本病机，其治疗原则为和胃降逆止呕。吐症实者重在祛邪，根据病因的不同而施以解表、消食、化痰、理气之法，辅以和胃降逆之品，以求邪去胃安呕止；虚者重在扶正，施以益气、温阳、养阴之法，辅以降逆止呕之药，以求正复胃和呕止；虚实并见者，则予攻补兼施，尤其在温补脾阳时注重补肾阳，以水中补火。对于水吐之症，吐黄水者为实热证，吐清水者为虚寒证，临床当详辨之。

泻症

【原文】泻症多虚，亦未尝无实泻也。实泻之症，腹痛多不可手按，完谷不化，倾肠而出，粪门之边，觉火毒烧焚，里急后重，与痢疾正复相似，但无鱼冻淤血而已。此乃火势偕水横行，土随水转，翻江破海而来，其势难于止抑，投之茶水，立时俱下，投之米食，即速传出，仍如故物[1]，似乎膀胱不化，而脾胃无权，大小肠尽行失令，苟[2]不治之得宜，三昼夜必然归阴。此等之症，万中见一，原不必细辨。然世既有此病之一种，吾又何可置而不论？世人用脾约丸亦佳，而终非一定不可移易之方。吾今特传一方，以治此症，神验之极。方名收脾汤。先服未有止势，再服之无不止者，神方也。其虚症之泻，或脾泻，或肠泻，或肾泻，三症大约可包而治之法亦不相远。惟是肾经之泻，不特不可止水，而兼且必须补水以止泻，人实难知，非补水可以止泻，盖水必得火而后能生，补水者又不可不补火也。补火者，补命门之火也。火在水之中，徒补火则火且飞扬，不能止泻。必于水中补火，则火得水而生，而水得火而止，其中实有至理，非漫然[3]好辨也。但脾泻、肠泻与肾泻，从何以辨其虚实哉？脾泻之虚，腹喜温而不喜冷，饮食能食而不能化，面色痿黄，手足懒惰，此脾泻之虚症也。方用燥脾止流汤，方中纯是健脾去湿之品，投脾之所好，土旺而水自归元也。肠虚之泻，腹中时时雷鸣，或作水声，大便不实，小便清长者是。此等之病。亦要健脾助气为妙，而佐之实肠之品，则泻可除而肠之气又旺，可以传导水谷也。方用补肠至圣丹。此方之妙，妙在鹿角霜下行而固脱，然不佐之人参健脾之药，虽用鹿角霜，仍是徒然止脱，而终不能生气于绝续之时，挽回于狂澜无砥柱之地也。肾虚之泻，必于夜半子时或五更前后，痛泻三四次、五六次不等，日间仍然如病人者，此是肾泻，名为大瘕泻也。倘徒以脾胃药止之，断不能愈，必须用热药以温其命门为妙，方用温肾止泻汤。此方虽补肾，而仍兼补脾，补肾以生其火，补脾以生其土，火土之气生，寒水之势散，自然不止泻而泻自止也。

收脾汤

黄连五钱　山药一两　薏仁五钱　车前子五钱　茯苓五钱　人参五钱　肉桂五分　水煎好，用米糕粉炒熟调服之。

燥脾止流汤

人参五钱　山药一两　芡实一两　泽泻二钱　吴茱萸五分　炒干姜五分　茯苓五钱　神曲五分　水煎服。

补肠至圣汤

人参三钱　茯苓五钱　薏仁一两　芡实五钱　肉桂一钱　山药一两　鹿角霜末五钱　水煎汤调服。

温肾止泻汤

白术三钱　茯苓三钱　熟地八钱　附子二钱　肉桂二钱　车前子二钱　北五味三钱　山茱萸五钱　山药一两　薏仁五钱　巴戟天五钱　水煎服。

【注释】

[1] 故物：原来的食物。

[2] 苟：文言连词。如果；假使。

[3] 漫然：随便、贸然。《初刻拍案惊奇·卷一三》："漫然视若路人，甚而等之仇敌，败坏彝伦，灭绝天理，真狗彘之所不为也。"

【精解】本门以虚实为纲辨治泻症。陈氏详述了虚实泻的临床表现，临床可参考辨之。实者以收脾汤清热利湿；虚者可分为脾虚、肠虚和肾虚泻症，分别用燥脾止流汤、补肠至圣汤、温肾止泻汤。对于肾虚泻，陈氏之方以温命门为妙，于水中补火，则火得水而生，水得火而止，徒以脾胃药则难愈，临床多可借鉴。然泻症实者病机多端，非独有湿热，仅用收脾汤一方恐难奏效也，后学者尚需深思熟虑，不可盲从。

《素问·至真要大论篇》曰："诸呕吐酸，暴注下迫，皆属于热。"《素问·太阴阳明论篇》曰："饮食不节，起居不时者，阴受之……阴受之则入五脏……下为飧泄。"提示泻症病机多端。泻症多由外感寒、热、湿邪，内伤饮食、情志，劳倦，脏腑功能失调而发。临床辨治时应结合患者的相兼症状，仔细辨别。陈氏强调对于肠虚泻，治疗要健脾助气，并佐实肠之品，则泻可除而肠之气又旺，临床可参考用之。

头痛

【原文】头痛有虚有实，实痛易除，而虚痛难愈。实痛如刀劈箭伤而不可忍，或走来走去，穿脑连目、连鬓连齿而痛，风痰壅塞于两鼻之间，面目鬃黑，胸膈饱胀，叫喊号呼，皆实症也。倘以为虚而用补阳之药，转加苦楚，必以散邪去火为先，而病始可去，方名升散汤。此方全是发散之药，必须与前症相同者方可用，二剂而病去如失，否则未可轻投也。至于虚症头痛，有阳虚、阴虚之分。阳虚者，脾胃之气虚；阴虚者，肝肾之气虚也。脾胃之气虚者，或泻后得病，或吐后成灾，因风变火，留恋脑心，以致经年累月而不效。方用补中益气汤，加蔓荆子一钱、半夏三钱，一剂而痛如失。阴虚者，肾肝之气不能上升于头目，而颠顶之气昏晕，而头岑岑[1]欲卧，或痛或不痛，两太阳恍若有祟[2]凭[3]之。此症若作阳虚治之，不特无效，而且更甚，往往有双目俱坏，而两耳俱聋者，可慨也。方用肝肾同资汤，一剂而晕少止，再剂而晕更轻，四剂全愈。此方妙在肝肾同治，少加入颠之药，阴水既足，肝气自平，肝气既平，火邪自降。设不如此治法，徒自于头痛救头，风邪未必散而正气消亡，必成废人，而不可救矣。

升散汤

蔓荆子二钱　白芷二钱　细辛一钱　藁本五分　半夏三钱　甘草一钱　水煎服。

肝肾同资汤

熟地一两　白芍一两　当归一两　川芎一两　细辛五分　郁李仁五分　白芥子五钱　水煎好，半钟[4]加入酒一碗其饮。

【注释】

[1] 岑岑：形容头脑胀痛。

[2] 祟（suì 岁）：鬼怪。

[3] 凭：倚靠；靠着。

[4] 钟：同"盅"，饮酒或喝茶用的没有把儿的杯子。

【精解】本门以虚实辨治头痛。早在殷商甲骨文就有"疾首"的记载，《黄帝内经》称本病为"脑风""首风"。《医碥·头痛》提出头痛的治疗"须分内外虚实"，实证头痛方用升散汤。以蔓荆子、藁本祛风止痛偏于辛温，半夏降逆止呕，白芷疏风清热。然头痛实者病机多端，尽用发散药恐难奏效也，后学尚需谨慎用之。虚证头痛需辨阳虚和阴虚。阳虚者为脾胃虚，用补中益气汤加蔓荆子和半夏，健脾化痰，降逆止呕，祛风止痛；阴虚者为肝肾虚，方用肝肾同资汤，注重滋补肝肾之阴。二者需详辨之，若阴虚误作阳虚，可致病情加重，甚则双目俱坏，两耳俱聋。

临床治疗头痛应分清虚实。外感所致头痛者多属实，治疗当以祛邪活络为主，视其邪气性质之不同，分别采用祛风、散寒、化湿、清热等法，可在陈氏升散汤的基础上加减用之。内伤所致头痛者多虚证，治疗以补虚为要，视其所虚，分别采用补脾胃和补肝肾之法。

臂痛

【原文】臂痛虽小症，而虚实宜分。盖此等之症，最难辨也。实症若何？其痛长长[1]在于一处，皮毛之外，但觉苦楚，按之痛更甚，口渴便闭，此实邪也。用搜风[2]散火祛痰之味，自然有效。苟若不然，更添疼痛。吾以外祛汤治之，一剂而痛轻，两剂而痛减，三剂而痛愈，使邪从外入，仍从外出也。虚症若何？其痛不定，或走来而走去，或在左而移右，捶之而痛减，摩之而痛安，或作块而现形，或生瘿而见色，口必不渴，而痰结更深，肠必干枯，而溺[3]偏清白，此真气之虚，而痰气壅滞固结而然也。若用祛风之剂，而身原无风，或用祛火之药，而体非实火，即用消痰之剂，而正气既虚，痰亦难去，必须用健脾补肾之药，而后佐之去风去火去痰之品，自然手到病除也。方用卫臂散。此方全不去治臂痛，而单去滋肝益肾，水木有养，自不去克脾，脾气健旺，自能运动四支[4]，何致有两臂之痛哉。

外祛汤

白术五钱　防风三钱　炒栀子三钱　荆芥三钱　半夏三钱　乌药三钱　甘草一钱　白芍三钱　水煎服。

卫臂散

黄芪一两　当归五钱　防风一钱　白芥子三钱　白芍五钱　茯苓五钱　熟地五钱　枸杞子三钱　薏仁三钱　水煎服。

【注释】

[1]长长：通"常常"。

[2]搜风：搜剔风邪的一种治法。适用于风病日久、深入经络，如风瘫久延，关节拘挛、强直等。常用药物如蕲蛇、地龙、全蝎、蜈蚣等。

[3]溺：排泄的小便。

[4]支：同"肢"，四肢。

【精解】本门从虚实辨治臂痛。陈氏详述了根据臂痛的疼痛特点鉴别虚实二证。实者疼痛常在一处，固定不移，痛感强烈，按之更甚，治法为祛风、清火、祛痰，方用外祛汤；虚者疼痛为走窜痛，捶之而痛减，摩之而痛安，口必不渴，方用卫臂散。对于虚证臂痛者，须用健脾补肾之药而后佐去风、去火、去痰之品，以期良效。脾主四肢，脾气健旺自能运动四肢，可见卫臂散用方之妙。

臂痛的临床辨治应辨别虚实。对于手臂不同部位的疼痛，可以在虚实辨治的基础上进行加减。《医钞类编·臂痛门》："臂痛，有六道经络，定其痛在何经络之间，以行本经药行其气血，气血通则愈矣。"如臂前廉痛属阳明，宜升麻、白芷、葛根；臂后廉痛属太阳，宜藁本、羌活；臂外廉痛属少阳，宜柴胡、连翘；臂内廉痛属厥阴，宜柴胡、当归、青皮；臂内前廉痛属太阴，宜升麻、白芷、葱白；臂内后廉痛属少阴，宜细辛、当归、独活。虚证臂痛则应在健脾补肾药基础上加去风、去火、去痰之药，扶正而不留邪。

足痛

【原文】两足之痛，亦有虚实，其症与两臂相同，而少有异者。盖足居下流[1]，多感水湿之气，实症之生，必为水肿，按之皮肉如泥者是也。虚症之生，虽感水气，而不致肿胀之如泥，骨中作酸，时痛时止，久之膝大而腿胀者是也。实症宜泻其水，用牵牛、甘遂各二钱，煎汤服之，即时获效，正不必俟[2]其大肿而后治之也。虚症不可泻水，宜补其气而兼利湿，温其火而带治其风之为得也。方用顾足散。此方之妙，妙在用气分之药，以壮其气，气壮而后利水，则水自出而邪自难留也。

顾足散

黄芪一两　薏仁一两　芡实五钱　白术一两　车前子五钱　肉桂五分　防风五分　茯苓五钱　白芥子五钱　水煎服。

【注释】

［1］下流：河流的下游，此处指身体的下部。

［2］俟：等待。

【精解】本门以虚实为纲辨治足痛。实者多因感水湿之气，治宜泻水，用药宗十枣汤之方义；虚者以顾足散补气利湿，温火治风。顾足散妙用气分之药以壮其气，气壮而后利水，则邪去病安。然实证疼痛者病因复杂，非独有水湿一因，临床应根据患者的具体症状辨证而治之。

足痛的实证多感受外邪，临床表现常见水肿，按之如泥，虚证者按之不如泥，二者辨别医家多有阐述，如《本草新编》曰："外邪之水，手按皮肉必然如泥。内伤之水，手按皮肉必随按随起，即或按之不起，必不如泥而可团捻也，按之或起或下。起者又有分别，按之即起者，气虚而犹有命门之火也；按之久而不起者，气虚极而并少命门之火矣。"感受水湿之气的实证足痛，用仲景张公的牵牛、甘遂煎汤治疗，牵牛能利水，凡湿邪从下受者，非内伤之水邪也可用牵牛，甘遂逐水湿而功缓，牵牛逐水湿而功速，二味相配，则缓者不缓，而速者不速。虚证者多因气虚而少命门之火，不可直接泄水，需要补气利湿，方用顾足散，扶正助气化为治。

齿痛

【原文】齿痛，人之最小之疾也，然不得其阴阳之道，最不能愈而最苦也。齿之部位不同，有藏府之各属，然而各分藏府之名目，反致炫惑[1]，不若单言阴阳，易于认识。虽然，阴阳终于何而辨之？仍亦辨之藏府而巳矣。大约阳症之痛，多属于阳明胃经之火，此火多是实火，发作之时，牙床必肿，口角流涎，喉咙作痛，欲食甚难，不食作痛，汗出而口渴舌燥，大便闭，倘以补阳补气之药，祛风杀虫之方治之，多有不效，即或少有效验，亦随止而随痛，牵连作楚[2]者比比[3]也。法当用竹叶石膏汤，一剂而痛轻，二剂而全愈，不必三剂也。至于虚症之痛，多是肾经之病，肾水熬干，肾火上越，齿乃骨之余，骨髓无肾水以相资，使致齿中作痛。倘亦以祛风散火杀虫之品急救之，不特无济于事，而痛且更甚。从前或一齿之痛，后必上下之齿全痛矣。法当用六味地黄汤加麦冬、五味、骨碎补治之，一剂而痛失，真奇异之法也。二方治虚实之齿痛，实为至妙。惟是虫牙作祟，不可拘于虚实之分，以五灵脂为细末，先以净水漱口，后以醋调灵脂含漱多时，立时虫死而痛除，又不可不知也。

【注释】

[1]炫惑：矜夸以惑众，指迷乱，困惑。

[2]楚：痛苦。

[3]比比：处处，到处都有。

【精解】本门阐述了牙痛的虚实辨治。实者多属阳明胃经之实火，以竹叶石膏汤清泻实火；虚证牙痛属肾水不足，以六味地黄汤加减治疗。对于虫牙的治疗，临床可不拘虚实，以醋调五灵脂末含漱，有良效，可见陈氏用方之灵活，后学多可借鉴。陈氏强调，对于虚证牙痛，若仅以祛风散火杀虫之品急救之，则痛更甚，当补肾水，以求其病本。

临床治疗牙痛应分清实证和虚证。实证牙痛多因阳明胃经之实火，发作时，牙床肿，口角流涎，喉咙痛，不食时痛，汗出口渴舌燥，大便闭，方用竹叶石膏汤清泻胃火；虚证牙痛，为肾水不足所致，当以六味地黄汤加麦冬、五味子、骨碎补治之，补水引火之药，不先入齿中，则痛之根不能除，所以必用骨碎补以透入齿骨之中，而后直达于命门之内。五灵脂、白薇最杀虫于无形，可加入细辛以散火，骨碎补以透骨，引五灵脂、白薇直进于骨内，则虫无可藏。

心痛

【原文】心痛之宜辨虚实也。古人云"痛无补法"，是痛不可以虚实言也。然虚可补而实可泻，心痛言虚实，即宜言补泻矣。人恐不相信，不知心痛有可补之道，人未之知也。如心痛之时，昼夜呼号，饮食难进，此实火也，断断不可用补，一补而痛必更甚，必有死亡之祸，然而能于补中泻火，亦未尝不可却病。盖补正气少，而去火之药多，又何患乎补也。方用先攻散治之，一剂即止痛，神方也。论此方有白芍之酸收，似乎不宜治火痛之心病，谁知栀子、枳壳、贯众，各皆祛火散邪之药，而无芍药以调和之，则过于杀伐，未必不使穷寇[1]之死斗。妙在用芍药以解纷，则剿抚兼施，实有人谋不测之机也。至于可补之心痛，亦因其虚而可补，故补之也。其痛必时重而时轻，喜手按而不喜不按，与之饮食而可吞，此痛名为去来痛也。去来痛原是虚症，岂可执痛无补法，而不用纯补之药哉？吾今立一方，名为消痛补虚饮，一剂而痛如失，二剂全愈，不再发，亦神方也。盖去来之痛，全在心气之虚，少有微寒留于膻中之下，寒远则不痛，寒近则少痛也。此等之病，往往有经岁经年而不愈者，亦因人不敢用补，邪无所畏，留住于皇畿内地[2]，时时偷窃作祟耳。今吾用大剂补药，以补其膻中，譬如相臣得令，英察精明，必然擒贼，小偷细盗，焉敢潜住皇居左右哉？此方之所以神耳。

先攻散

芍药五钱　栀子五钱　枳壳五钱　贯众五钱　水煎服。

消痛补虚饮

人参五钱　白术五钱　茯神五钱　枳壳一钱　广木香一钱　白芍一两　当归五钱　甘草一钱　附子一片，重二分　白芥子三钱　水煎服。

【注释】

[1] 穷寇：意思是走投无路的贼寇，泛指残敌。本文指火邪。

[2] 皇畿内地：指胸腹。

【精解】本门主要讲述了心痛之虚实辨证。实证之心痛发作常表现为昼夜呼号，饮食难进，方用先攻散。该方栀子、枳壳、贯众均具有祛火散邪之效，白芍虽然没有祛火散邪的功效，但其酸收之性可调和其余三味药的药性。同时要注意心痛实证不可用补法，否则会加重病情。虚证之心痛必时重而时轻，喜手按，与之饮食而可吞。该证候以心气虚为主症，少见寒留于膻中之下。方用消痛补虚饮，该方使用大量补剂，使膻中得补而愈。

《灵枢·五邪》："邪在心，则病心痛。"《玉机微义·心痛》："然亦有病久气血虚损及素劳作羸弱之人患心痛者，皆虚痛也。"也说明了心痛的虚实之分。

"心痛"病名最早见于《五十二病方》；《素问·缪刺论篇》有又"卒心痛""厥心痛"之称；《灵枢·厥病》又把心痛严重，并迅速造成死亡者，称为"真心痛"。心痛辨证首先应辨别虚实。虚证有气虚、阴伤、阳衰，可表现为气阴两虚、阴阳两虚甚至阳衰阴竭、心阳外越等。实证有瘀血、寒凝、痰浊、气滞，表现为气滞血瘀、寒凝气滞、痰瘀痹阻等。心痛不典型者易与胃脘痛混淆。胃脘痛以胀痛为主，常伴泛酸、嘈杂、嗳气、呃逆等胃部症状。心痛虽与饱餐有关，但在休息、服药后后可缓解。临床诊断中应予以警惕。

痰浊闭阻型胸痹心痛患者可用瓜蒌薤白半夏汤或涤痰汤加减治疗。慢性冠脉综合征心绞痛可用愈冠心痛灵汤治疗，由炙黄芪、太子参、延胡索、川芎、粉葛、金银花、山慈菇、三七粉组方而成。另外，健脾和胃汤可辅助治疗冠心病，方以太子参、柴胡为主药，配以白术、炙甘草、红花等药，共起补气健脾、活血止痛的作用。

胁痛

【原文】胁痛之虚实，又何以辨之？胁痛属之肝，肝经本是至阴之位，宜乎痛皆阴症也。不知肝虽属阴，而气则属阳，或一时感冒风邪，两胁作痛，痰壅上焦，中脘不痛，结成老痰，欲吐不能，欲下不得，亦最苦之症也。法当用舒肝散风之药，逍遥散最妙之方也。至于肝气之虚，一旦触动怒气，伤其肝血，亦两胁作痛，其症亦与前症相似，但无欲吐不能，欲咽不下之状，论理亦可用逍遥散以舒解之。然而本方药味虽佳，而分两欠重，吾今更立一方，名为平肝舒怒饮，治因怒胁痛甚效，或因郁而作痛

71

者，亦无不神，一剂而痛如失。此方之妙，妙在芍药用至一两之多，则肝木得酸而自平，况又佐之当归之补血以生肝，又佐之各品相辅之宜，则肝气之郁解，而两胁又何能作痛哉。倘不知用此，一旦用小柴胡等汤，虽亦能去痰，而旷日迟久，不能如此方之神速耳。

平肝舒怒饮

柴胡二钱　白芍一两　炒栀子三钱　当归一两　白芥子三钱　车前子三钱　白术三钱　枳壳一钱　丹皮三钱　神曲一钱　麦芽二钱　山楂十粒　水煎服。

【精解】本门介绍了胁痛之虚实辨治。实证的胁痛多由阳气郁结，或外感邪气致两胁作痛，痰壅上焦，欲吐不能，欲下不得，方用逍遥散。虚证的胁痛多因触动怒气伤及肝血而致，其症状与实证相似，但没有欲吐不能，欲下不得的症状，虚证的胁痛也可以使用逍遥散，但效果不理想；小柴胡汤可以达到祛痰的效果，但药效不速。平肝舒怒饮治疗因怒而致的胁痛疗效佳，该方重用芍药，提高疏肝功效，使用当归作为佐药，以补血生肝。

《金匮翼·胁痛统论》："肝郁胁痛者，悲哀恼怒，郁伤肝气。"《景岳全书·杂证谟·胁痛》："凡房劳过度，肾虚羸弱之人，多由胸胁间隐隐作痛，此肝肾精虚。"同样阐述了怒气伤肝致胁痛以及因虚而致胁痛。

胁痛最早见于《黄帝内经》，明确指出该病的发生与肝胆有关。《诸病源候论·腹痛诸候·胸胁痛候》："胸胁痛者，由胆与肝及肾之支脉虚，为寒气所乘故也。"说明胁痛也与肾有关。实证之胁痛多以气滞、血瘀、湿热为主，疼痛拒按，脉实有力；虚证常因阴血不足、脉络失养而致，其痛隐隐，并伴阴血亏虚的全身症状。

胁痛常见于西医多种肝胆疾病，其中病毒性肝炎可用四逆散、茵陈蒿汤等方；胆石症可选用鸡内金、海金沙、金钱草等药物化石排石。

腹痛

【原文】腹痛之虚实，又何以辨之？腹居至阴[1]之下，以痛之皆阴症也。既是阴症，宜虚而非实矣。谁知痛之不同，有虚有实之异乎。实痛何以辨之？按之必手不可近，此乃燥屎结成于大肠之内，火迫于藏府之间，伤寒日久，最多此病，此乃实邪，而非虚病之可比，方当下之为妙。仲景张公有大柴胡承气，亦可选用，然而非专治腹痛也。吾今另立一方，专治腹痛之症，实有神效，名为涤邪救痛汤。此方虽有大黄之下邪，而即有当归、生地之生血以活血，总然有枳实之推荡[2]而无妨，亦攻补并施之妙法也。倘腹痛而身有寒邪未散，本方中加柴胡一钱足矣，余可不必增入。一剂而邪散秽出，身即凉而痛如失。至于腹痛虚症，大约畏寒畏食，喜热手之相熨[3]，喜健人之按摩，盖虚寒之气留于下焦之故也。其大便必溏，而小便必然清冷，一问可知，无多深辨。方用祛寒止痛汤。此方妙在用白术为君，以利其腰脐之气，气湿而寒温之气不能留于腹中，自然邪从小便而出，而疼痛之苦顿除也。倘以轻清之味和解之，未必奏功如神至此。

涤邪救痛汤

　　大黄五钱　红花一钱　生地五钱　当归五钱　枳实一钱　厚朴一钱　天花粉一钱　甘草一钱　水煎服。

祛寒止痛汤

　　白术一两　肉桂二钱　甘草一钱　吴茱萸五分　砂仁三粒　藿香一钱　人参二钱　半夏一钱　水煎服。

【注释】

[1] 至阴：阴中之至阴，指脾。

[2] 推荡：指枳实破气除痞的功效。

[3] 喜热手之相熨：喜欢热手贴敷于腹部。

【精解】本门讲述了虚实腹痛的辨治。实证之腹痛，见腹痛拒按者，多见于燥屎结于肠内，大柴胡汤和承气类方可以促进排便，但缓解腹痛的功效不足。涤邪救痛汤可以治疗上述实证之腹痛，方中大黄具有泻下之效，当归、生地生血活血，枳实破气，若有寒证可加柴胡。虚证之腹痛，见畏寒畏食，腹痛喜按者，是因虚寒之气留存于下焦而致，该类患者常表现为大便稀溏，小便清冷。可用祛寒止痛汤，方中白术可健脾燥湿，益气利尿，从而减轻腹痛。

《景岳全书·杂证谟·心腹痛》："凡治心腹痛证……可按者为虚，拒按者为实。"《寿世保元·腹痛》："治之皆当辨其寒而虚实……虚者补之，实者泻之。"皆对虚实腹痛的症状和治法有所表述。

腹痛多因外感时邪、饮食不节、情志失调以及禀赋不足，导致气机郁滞，脉络痹阻或经脉失养，而致不通则痛或不荣则痛。临床应重视腹痛与胃痛的鉴别，胃痛部位多在心下胃脘之处，常伴有烧心、泛酸、恶心、嗳气等症状；腹痛部位在胃脘以下，多伴有便秘、泄泻、腹胀等症状。有时二者常同时出现，须辨明二者主次。

吐血

【原文】吐血，最难治之症，虚实更不可不知。吐血实症，百中二三，非感暑而得，即大怒而成也。其余郁症，不可言实病矣。暑症之成，自家必然知道，必有热气从口中而入，一时不能外却，而吞入胸中，便觉气逆痰滞，少顷倾盆吐血，虽血既倾盆而出，亦成虚症，然终不可因其已失之血，而谓是虚症以治之也。法当解其暑热，而佐之引血归经之品，火散而血归经络，虽身子微弱，而血终不再吐也。方用解暑至神汤，一剂而血症顿愈，不必再剂也。大怒吐血，以致肝气大伤，不能藏血，亦倾盆而出，但其色多紫，不若伤暑之纯红也。若见其吐血之多，便为虚症，而用黄芪补血之汤，未为不可，然终非治肝平怒之法，肝气不平，吐血又何日止也？方用平肝止血汤，一剂而病如失，再剂不再吐血矣。此方妙在白芍用至三两，始能平其大怒之气，肝中之血尽情吐出，非芍药之多何能润？又虑芍药尚不足以平肝，又益之以丹皮之凉血，而佐之以柴胡之舒肝，又恐漏卮之路熟[1]，加三七以杜其隙[2]，相制得宜，所以奏功如神也。此方服后，必须六味地黄汤加麦冬、生地、当归、白芍各三两为丸，每日吞服一两，一月如平时也。此又善后之计，又不可不知。至于虚症吐血，或因房劳，或因行役，或因气郁，皆能失血，我有一方，可以通治，名为救生丹，一连数服，未有血症之不愈者。愈后将此方少减一半，终日煎汤作饮，能服至三月者，断无再行吐血之理，何至有少年天亡者哉。

解暑至神汤

青蒿一两　生地一两　人参五钱　荆芥末炒黑，三钱　麦冬五钱　玄参一两　白芥子三钱　水煎服。

平肝止血汤

白芍三两　丹皮一两　炒栀子三钱　白芥子三钱　柴胡五分　三七根末，三钱　水煎调三七根末服。

救生丹

熟地一两　生地一两　麦冬一两　人参三钱　荆芥三钱　三七根末，炒黑，三钱　水煎调服。

【注释】

[1] 又恐漏卮之路熟：指担心肝中之血吐出的情况加重。

[2] 加三七以杜其隙：指三七止血的功效。

【精解】本门对吐血之虚实辨治进行了讲解。暑热而致的实证吐血，不可以因其失血而当作虚证来治疗，应当解其暑热，引血归经，方用解暑至神汤。大怒而致吐血，吐血多者可作为虚证，使用黄芪补血之汤。但是大怒可伤肝，如果大怒吐血不治肝，则吐血还会发生，可用平肝止血汤，该方白芍用至三两，以平怒气，丹皮凉血，柴胡疏肝，三七止血，使肝气得疏，血可止，相得益彰。此方服用过后还需服六味地黄汤加麦冬、生地、当归、白芍，以达到愈后的目的。虚证吐血可因房劳、行役、气郁等而致，可用救生丹来治疗。

胃自身病变或者他脏病变影响到胃，可导致胃络受伤而吐血。《丹溪心法·吐血》："呕吐，血出于胃也。"临证常见胃热壅盛、肝火犯胃和气虚血溢等证。胃热壅盛证可用泻心汤合十灰散加减，肝火犯胃证可用龙胆泻肝汤，气虚血溢证可用归脾汤。在治疗吐血时要留意《先醒斋医学广笔记·吐血》中的提醒："吐血三要法，宜行血不宜止血……宜补肝不宜伐肝……宜降气不宜降火。"

发狂

【原文】发狂之有虚实也。发狂多是热邪之作祟，然亦间有虚火之发狂，又不可不知也。发狂之实症，与治实狂之方法，前文已载，兹不再论。但论阴虚而发狂者，此症妇人居多，郁气不伸，思慕不遂，一时忧愤，遂成此症。或披发行歌，或出门呼唤，见男子则思其心上之人，见女子则嗔[1]其目中之刺，或吞炭而食泥，或毁容而割体，人生抱病至此，亦可怜也。此皆肝气实郁，肝血干燥，两关之脉，必然沿出寸口，所谓欲得男子而不可得者也。此等之病，必须大补肾中之水，足以生肝，而少加之以安心祛痰之药，又益之以解郁降火之味，自然羞愧顿生，前狂自定。方名解羞汤。一剂即见神功，二剂全愈，不必三剂也。吾传方至此，亦怜妇人之郁而成此病也。倘见左关之脉，沿出寸口，人未发狂之前，即以吾方减十之六七，早为治之，又何至有花颠之患哉？远公可记之，汝将来有治此等之病者，故吾先传此方也。

解羞汤

熟地二两　白芍三两　柴胡三钱　炒栀子三钱　生枣仁五钱　菖蒲一钱　白芥子三钱　茯神一两　麦冬一两　北五味二钱　山茱萸五钱　丹皮五钱　当归五钱　香附二钱　郁金一钱　水煎服。

【注释】

[1] 嗔（chēn 琛）：对人不满之意。

【精解】本门讲述发狂之虚实辨治。阴虚之发狂多见于妇人，因其郁气不伸，思慕不遂，一时忧愤而发病。更有甚者披发行歌等。有这种症状者应给予解羞汤，该方补肾水而生肝，安心祛痰，解郁降火。在患者未发狂之前给予患者六七成的药量，可预防发狂的发生。

《素问·脉要精微论篇》："衣被不敛，言语善恶，不避亲疏者，此神明之乱也。"也表明了发狂与上述相似的症状。《素问·脉解篇》："阳尽在上，而阴气从下，下虚上实，故狂癫疾也。"该条文亦说明了发狂具有虚实之说。《素问玄机原病式·六气为病·火类》："怒为肝志，火实制金，不能平木，故肝实则多怒而为狂也。"《河间六书·狂越》："心火旺，肾水衰，乃失志而狂越。"上述条文同样认为肝实、肾水不足也是导致发狂发生的病因之一。

发狂以精神亢奋、喧扰不宁、狂躁打骂、动而多怒为特征。发狂相关描述首见于《黄帝内经》。《灵枢·癫狂》："狂始发，少卧，不饥，自高贤也，自辨智也，自尊贵也，善骂詈，日夜不休。"狂病多为痰火壅盛，久延可致阴虚火旺。痰火扰神证可用生铁落饮治疗，火盛伤阴证方用二阴煎合定志丸。西医学中的精神分裂症、躁狂症等疾病也可参照本病辨证施治。

耳聋

【原文】耳聋之宜知虚实也。耳虽属于肾，耳聋自然是肾水之虚，以致肾火之旺，故气塞而不通。老人多有此症，补其水而少加开窍之药，渐渐耳聪，亦不能一时奏效。其症饮食如常，手按之更觉无蝉鸣之响者是也。至于实症，或作蝉鸣，或如涛响，或发寒作热，饮食少思，吐痰成块，面目青黄赤白之不同，时而汗出，时而汗止，汗出觉轻，汗止则重，遇食转加，遇热更甚，此乃实聋之症也。肾虽开窍于耳，而胃为肾之关，胃热而反感风邪，则火热于中，而邪壅于外，肾气且随胃气而助焰，其窍反致遏塞，故耳亦聋也。重者常若有千军万马汹腾之状，手按之其声十倍者是也。若用补肾补脾之药，益添其壮盛之气，而聋且倍。常治之法，宜用发散降火之剂。我今留一方，一治虚聋，一治实聋也。虚聋方名为清音汤，此方不特补肾，而兼去补肺、补心、补肝者谓何？盖肾水不能自生，必得肺金之气下降，而后能生也。心肾相通，而耳之窍始不闭，欲心之通窍，舍肝气之相生，又何以能通之耶？故必补肝以生心火也。况肝有补而后能泻，不致耗窍肾气，则肾水更有生气矣，此耳聋之所能自愈也。但此方必须多服为妙，盖阴不能骤生，而补阴不易遽[1]补也。实聋方名为止沸汤，此方降胃中之火，舒肝木之气，消上壅之痰，不治耳聋，而耳聋自聪也。

清音汤

熟地一两　菖蒲一钱　茯神五钱　丹皮三钱　玄参五钱　薏仁五钱　山茱萸五钱　麦冬五钱　北五味一钱　柴胡五分　当归五钱　白芍五钱　白芥子三钱　水煎服。

止沸汤

柴胡一钱五分　白芍五钱　石膏三钱　知母一钱　甘草一钱　青蒿五钱　半夏一钱　陈皮一钱　茯神三钱　神曲五分　蔓荆子一钱　水煎服。

【注释】

[1]遽：见卷之二"虚症实症辨"之"目痛"。

【精解】本门讲述了耳聋之虚实辨治。虚证多见于老年人，由肾水亏虚导致肾火过旺，从而气塞而不通。实证见耳中蝉鸣或涛响，不思饮食，或有汗出，汗出自觉耳鸣减轻，饮食之后或遇热之后耳鸣加重。耳聋虽然归属于肾，但是胃为肾之关，胃热助肾气上攻，气塞而致耳聋。实证耳聋如果使用补肾补脾之药会加重耳聋的症状。虚证之耳聋方用清音汤，该方兼补肾、肺、心、肝，使虚得补。实证之耳聋使用止沸汤，此方降胃火、疏肝气，使耳聋自愈。

突发性耳聋属"暴聋"范畴，病理机制多为风邪致聋、脏器厥逆致聋、气滞血瘀致聋等，中药内治协同针刺疗法可取得较为显著的成效。风邪外犯者宜用银翘散，起到疏风清热、通风利窍作用，加入香附、川芎、葛根及石菖蒲共同发挥理气、活血化瘀之功效；肝火上炎证者宜疏肝泻火、活血阻瘀，采取龙胆泻肝汤加减，增添郁金，可活血化瘀；菊花可平肝泄热，石菖蒲利窍聪耳，共奏上清肝胆、下利湿热之功；气滞血瘀者关键在于活血化瘀，使气机通畅，采取活血汤加减，增加连翘、郁金及路路通，达到通窍疏肝、理气泄热作用。针刺取耳门穴、听宫穴等耳周穴，同时配以合谷穴、足三里穴等辅穴发挥协同效应，达到清泻肝胆、调节少阳的目的。虚证取三阴交穴、太溪穴，以滋阴补肾；不管虚实，所取穴位均有调理气机、疏通经络之效。

疮痈

【原文】疮痈皆热毒也，分其阴阳是矣，又何必别其虚实乎？不知阴阳之中，各有虚有实，倘分别不清，用补用泻，亦自徒然，故必辨其阴中之虚与阴中之实，阳中之虚与阳中之实为妙。阴中之虚若何？疮口平而不高，而血色复加黯黑者是也。阴中之实若何？疮口先平而后实，血色红润者是也。虽阴症俱是虚，然而用补可分轻重。吾今立一方，皆可治之。如见血色黯黑者，此虚之极而寒之至也。方中加附子一钱，肉桂三钱，一连数剂，必然黑色改为红色矣。去附子再服，自然疮口生肉而愈也。若先见疮色红者，不必加附、桂，一连照前方服之，必全痊矣。倘不知阴症之虚实，而乱用附、桂，适足以取败也。阳中之虚者若何？疮口虽高，忽然色变而不红，此阳症欲变阴症之兆。急宜用金银花三两，归身一两，附子一片重二分，生甘草三钱，煎汤饮之，则色即变红矣。此方名转阳化毒丹。此症因病人原不十分健旺，或又加色欲恼怒，一时变症，刻不可迟，一见色变，即用此方，可转危为安也。阳中之实若何？疮口既高突而巍然，而色又鲜红而有光者是也。方用泻阳祛毒丹。此方治阳症之毒最佳，一剂即出毒，二剂即毒净，三剂即全痊也。若初起之时而高突者，一剂立削，神方也。又不可不知之也。

转阳化毒汤

人参五钱　黄芪一两　远志三钱　白术一两　金银花一两　生甘草三钱　水煎服。

泻阳祛毒丹

金银花一两　蒲公英五钱　大力子三钱　天花粉三钱　生甘草三钱　白矾三钱　防风一钱　水煎服。

【精解】本门讲述疮疡之虚实。疮疡多辨阴阳，但也需辨阴中之虚实和阳中之虚实，辨清虚实才能在治疗中取得良好的效果。阴中之虚疮口平而不高，血色暗黑；阴中之实疮口先平后实，血色红润。阳中之虚患者素体阳虚，疮口高凸而不红，为阳欲转阴之兆，方用转阳化毒丹；阳中之实疮口高凸色红，方用泻阳祛毒丹。

疮疡的致病因素，有外感和内伤两大类。外邪引起的疮疡，以"热毒""火毒"最为多见，内伤引起的疮疡，大多因虚致病，且多属于慢性，张仲景《疮痈篇》将疮痈证分为：疮痈、肠痈、金疮、浸淫疮等证。"疮痈"是指外生肤肉之类表面皮肤之痈、疽、疔、疖之属。《金匮要略》："热之可遇，血为之凝滞，蓄结痈脓。"方用六神丸，该方牛黄、珍珠清热解毒；蟾酥消肿止痛；麝香、冰片、雄黄解毒。诸药合用有清热解毒、消肿止痛的功用，尤其是在外用方面效果更佳。

大小便闭

【原文】大便之闭结，实有虚实之分。实者乃风火结于藏府之间，故成闭结之症。手按之而痛者是也。虚者虽亦闭结，觉肛门艰涩，有不能畅遂之状，然手按腹中平平无痛，饮食如常，亦不十分紧急。以此辨虚实，断断不爽。其方上文已讲，兹不再赘。至于小便之闭塞，虚实从何而分？虚者乃膀胱寒甚，内无火气之化源，故尔寒如冰冻而不能出，其症亦觉腹痛而难忍，然以热手按之，反觉快[1]然，服热汤姜水则快，饮寒汤冷汁而痛加者是也。古人用五苓散多加肉桂，亦能奏功。但此方止可救急于一时，而不能久远之宽快。吾今定一方，实可长服有功，实非旦夕之取效也。方名温水散。此方利水而不耗气，去湿而温其源，久暂皆可奏功，胜于五苓散多多矣。治小便闭结之实症奈何？盖膀胱有火邪，壅于小肠之口，而不得下达，且肺金又热，不传清肃之气，而反传温热之气，故点滴不能出，以致腹痛而不可按，急迫之状，往往至于双目之红肿，而心烦意躁，刻不可眠。倘治之不得法，有数日不便而死者矣。我今定一方，以救此危症，方名疏浚丹。此方之奇，奇在用寄奴与王不留行二味，走而不守，又能泻膀胱之火，然过于下行，加入升麻以提其气，譬如水注之法，上升而下即降也。况方中又有白术、薏仁以健脾土，而仍是利湿之圣药，自然手到病除，下喉而水如奔决也。设徒以五苓散以利水，而不知升提之法，亦徒然利之也。

温水散

人参三钱　白术五钱　肉桂二钱　茯苓五钱　升麻五分　车前子三钱　薏仁一两　莲子三钱，连心用　水煎服。

疏浚丹

车前子五钱　刘寄奴三钱　肉桂一分　王不留行三钱　升麻一钱　薏仁一两　猪苓三钱　白术五钱　水煎服。

【注释】

[1]快：指排便畅快。

【精解】因大便闭结前已论述，所以本门主要讲述小便闭塞的虚实。小便闭塞虚证主要因膀胱虚寒，常表现为腹痛喜热手按。方用温水散，该方可利水而不耗伤气。小便闭塞之实证是因膀胱火热之邪壅结与小肠之口，又加之肺有火热，致使小便不出，腹痛拒按，可见双目红肿、烦躁不眠等症状，方用疏浚丹，该方刘寄奴和王不留行可泻膀胱之火，利尿通淋；升麻可提气以防下行太过；白术、薏苡仁可健脾利湿。

癃闭首见于《黄帝内经》。《素问·宣明五气篇》："膀胱不利为癃，不约为遗溺。"《素问·标本病传论篇》："膀胱病，小便闭。"癃闭为临床急重病症之一，水蓄膀胱，或小便不通，水毒内蓄，可导致肿胀、喘促、心悸、关格等危重变证。小便闭塞之膀胱湿热证宜清利湿热，方用八正散；肺热壅盛证宜清泻肺热，方用清肺饮；肾阳不足证宜温补肾阳，方用济生肾气丸。

大渴

【原文】大渴之症，自是热症，如何有虚实之分？不知肾水大耗，肾火沸腾，变为消渴之病，非虚而何？往往有饮水一斗，而反溺[1]二斗者，此水不知从而来，往往使人不可测度。虽消症有上中下之分，而渴症则一也。一者何？肾水之虚，以致肾火之旺也。故治消渴之症，无论上中下，俱以补肾为先。仲景张公定八味地黄汤，原治汉武帝消渴之症，其方实是神奇，能遵守此方，大剂煎服，又何患虚渴之难治哉？但医道苦方之不多，治法之最少，我今再传一方，可与仲景张公并传千古，治渴症实是奇绝，方名止渴仙丹，早午晚各饮一碗，一日而渴减半，二日而又减半，三日而渴止，四日而全愈。愿人勿惊疑此方，当遵守而敬服，自能转逆为安也。其大渴实症，舍竹叶石膏汤，原无第二之方。然而石膏过于酷烈，吾今更定一方，名为解渴神丹，用石膏一剂之外，即用此汤，连服二剂，以伐石膏之峻烈，未为不可也。大约实症之渴，舌如芒刺，目红而突，发狂发斑者是，又不可不知。

止渴仙丹

熟地三两　麦冬三两　玄参三两　天冬三两　肉桂三钱　山茱萸三两　北五味一两　车前子一两　牛膝一两　芡实一两　水十碗，煎三碗，早、午、晚服，每服一碗。

解渴神丹

玄参四两　生地二两　茯苓一两　甘菊花一两　水煎服。

【注释】

[1] 溺："尿"的古字，小便。

【精解】本门对大渴之虚实进行了讲解，虚证之大渴亦为消渴，因肾水耗伤而致。消渴分为上消、中消和下消，无论上、中、下三消均可补肾，方用止渴仙丹，用八味地黄汤亦可。实证之大渴多见舌起芒刺、目红而突等症状，常用竹叶石膏汤，但该方中石膏用量过重，而先用一剂石膏之后，再用解渴神丹，可缓石膏峻烈的药效。

《灵枢·本脏》："肾脆则善病消瘅易伤。"《外台秘要·消渴消中》："房事过度，致令肾气虚耗，下焦生热，热则肾燥，肾燥则渴。"均认为消渴与肾气虚有关。《景岳全书·杂证谟·三消干渴》："凡治消之法，最当先辨虚实。"该条文同样讲述了治疗该病需辨虚实之证。

消渴首见于《素问·奇病论篇》，多因禀赋不足、饮食失节、情志失调、劳欲过度等原因而致。消渴肾阴亏虚证可用六味地黄丸；阴阳两虚证多用金匮肾气丸。在临床应注意与瘿病相鉴别，瘿病气郁化火、阴虚火旺，以情绪激动、多食易饥、形体日渐消瘦、心悸、眼突、颈部一侧或两侧肿大为特征。其中多食易饥、消瘦，类似消渴病的中消，但眼球突出、颈前生长瘿肿则与消渴病有别，且无消渴病的多饮、多尿、尿甜等症。

大汗

【原文】大汗亡阳，明是虚症，如何分虚实耶？不知发狂发斑之症，非实而何？其症大渴引饮，饮水至半桶或一桶者，其汗必如雨之来，不可止遏，盖热乘水势而外泄也。无水济之，往往无汗，盖干燥之极，汗从何来？必得水济之而汗乃出，此汗乃实而非虚也。法当用竹叶石膏汤，大剂煎饮，始能止汗而解其热。然而汗多必致亡阳，石膏汤中亦宜多用人参，以防亡阳之祸，是实症亦宜用补也，况虚症之汗乎？虚症之汗，或如潮热而汗发星星，或如珠之出而阁住不流[1]，或夜间有汗而昼无汗，或下身有汗而上身干燥，见风则畏，见寒则止，大非阳症之见风寒而无畏也。若误认作白虎阳症，而亦用竹叶石膏，则死亡顷刻，可不慎欤！然则当用何药以治之乎？莫妙用补血汤也。此方治之，则汗止而身快。吾加黑姜、五味，实有妙用。归、芪乃生血补气之品，气足则皮毛有卫，而汗自然不致外泄。当归生血，则虚热自退，而汗又何致外越耶？黑姜守而不走，五味酸而能敛，自然气血相安，何从发汗？所以相济而成功也。

补血汤

当归一两　黄芪二两　干姜炒黑，二钱　北五味一钱　水煎服。

【注释】

[1]阁住不流：指汗成汗珠而不流淌。

【精解】本门介绍大汗之虚实。实证大汗表现为口渴喜饮，汗出如雨。方用竹叶石膏汤，该方可清热止汗，大汗淋漓会导致亡阳，所以方中重用人参来补阳气。虚证之大汗可表现为潮热汗出，汗出而少，或夜间汗出，或下半身汗出，畏风，遇寒汗止。该证候切不可当作白虎汤证来治疗，应使用补血汤，该方当归、黄芪可生血补气，姜炭可温脾，五味子收敛固涩，共奏补气生血之效，气血充足而虚汗自退。《临证指南医案·汗》："阳虚自汗，治宜补气以卫外。"指出虚证汗出补气的重要性。

汗为心之液，不可过泄。长时间汗出会发生精气耗伤，虚证应益气养阴，固表止汗。自汗多属气虚，盗汗多属阴虚，正如《医学正传·汗证》所述："其自汗者，无时而濈濈然出，动则为甚，属阳虚……寐中而通身如浴，觉来方知，属阴虚。"肺卫不固证应益气固表，方用玉屏风散；阴虚火旺证应滋阴降火，方用当归六黄汤；心血不足证应补养心血，方用归脾汤。在平时生活中应注重身体锻炼，增强体质，使卫表腠理固密，是预防汗证的重要方面。

上症下症辨

怔忡

【原文】怔忡之症，本是心气之虚，如何分为上下，其故实有至理[1]，而世人未知也。肺脉居于心之上，肺气有养，则清肃之令下行，足以制肝木之旺，肝木不敢下克脾土，脾土得令，自能运化以分津液而上输于心，而后心君安静无为，何致有怔忡不定之病耶？此所谓上症之源流也。因肺金失令，则肝木寡畏[2]以克脾土，脾土为肝所制，事肝木之不暇，又安能上奉于心乎？心无脾土之输，而肝木又旺，自己尊大，不顾心君之子，此心所以摇摇靡定，而怔忡之症起矣。但怔忡上病，何以知之？其症必兼咳嗽，而饮食能食而不能消者是也。方用安止汤。此方合肺、脾、心、肝四脏之药以治之也。一剂而少[3]定，再剂而更安，十剂而怔忡之病可以全愈矣。其下病奈何？其症吐痰如清水，饮食知味而苦不能多，闻人言则惊，见天光可畏，时时懊恼，刻刻烦闷。此病乃肾水耗竭，不能上输于肝木，而肝木自顾不遑，又安能上养于心乎？心血既耗，又安能下通于肾，心肾交困，怔忡时生，不止痰气之作祟也，治用消烦汤。此方乃补心、肝、肾之圣药，三经大补，则气血精皆足，虽有痰气不清，又有白芥子以消其痰于胆膈之中，岂尚有忪忡之不定乎？自然烦去而心安，闷除而魂静也。

安上汤

人参三钱　茯神五钱　麦冬五钱　北五味一钱　丹参二钱　柏子仁二钱　半夏一钱　丹砂一钱　菖蒲二钱　白术五钱　枳壳三分　神曲五分　白芍五钱　水煎服。

消烦汤

熟地一两　山茱萸五钱　白芍五钱　当归五钱　黄芪五钱　人参五钱　牛膝五钱　巴戟天五钱　兔丝子[4]五钱　枸杞子五钱　炒枣仁五钱　白芥子五钱　山药五钱　水煎服。

【注释】

[1]其故实有至理：其原因确实有最正确的道理。故，原因，缘故；实，确实；至理，最正确的道理。

[2]寡畏：寡，缺少，失去。畏，敬畏，指正常的克制关系。

[3]少：《说文解字》："不多也。"

[4]兔丝子：别名，即菟丝子。《抱朴子》云："菟丝之草，下有伏菟之根。无此菟，则丝不得生于上，然实不属也。"又云："菟丝初生之根，其形似兔。"则菟丝之名因此也。

【精解】本门主要讲述了忪忡之上下辨症。肺、肝、脾三脏气机正常，则心君得安。肺、肝、脾气机失调，则心君不安，忪忡起伴咳嗽，能食而不能消化，方用安止汤。其症在下者，因肾水耗竭，不能上输于肝木，心血耗伤，致心肾交困，忪忡症见吐清痰、易惊、畏光、烦闷等，治用消烦汤。

《景岳全书·忪忡惊悸》："忪忡之病，心胸筑筑振动，惶惶惕惕，无时得安宁者是也……此证惟阴虚劳损之人乃有之，盖阴虚于下，则宗气无根，而气不归原，所以在上则浮振于胸臆，在下则振动于脐旁，虚微动亦微，虚甚动亦甚。"也说明了忪忡之症分上症与下症。《素问·上古天真论篇》："肾者主水，受五脏六腑之精而藏之，故五脏泻，乃能泻。"说明肾精与五脏六腑之精先后天相辅相成的关系，本门也为忪忡从肾入手提供了理论依据。

忪忡应辨别病情轻重缓急及虚实，忪忡伴气促、喉中痰鸣、下肢肿、面色晦暗、脉虚数或结代者，多为急；忪忡不伴气促、下肢不肿、面色晦暗、脉缓者，多为缓。本虚以气虚、血虚、阴虚、阳虚以及气阴两虚为多，标实以外邪、气滞血瘀、痰浊瘀阻、肝气郁结为多见。中西医治疗心律失常已取得可喜的成果。心动过缓者治宜温阳气血、理气活血，方用炙甘草汤加减。心动过速者，治宜甘润养液、滋阴平阳，方用吴鞠通的三甲复脉汤。辨证为气阴两虚，有重用苦参、瓜蒌燥湿化痰，再加益气的党参、甘草、茯苓和活血化瘀的丹参、红花等，配合盐酸维拉帕米片（异搏定而）取效。

心律失常型冠心病者，每以虚寒为多，用麻黄附子汤、麻黄附子细辛汤。心动过缓者加人参、黄芪；低血压者加桂枝、甘草；心律不齐者合并炙甘草汤治疗多可获效。有报道，重用生地黄，配以茯苓、党参、桂枝、炙甘草等，治疗Ⅱ度房室传导阻滞及室性并行性心律，取得了较好的效果。重症患者应予心电监护，中西药物抢救治疗。

痿症

【原文】痿症之不起床也，人以为两足之无力，非下病而何？殊不知痿症不同，有上下之分焉。上痿者，非手痿之论，乃肺气与阳明之病也。虽痿症皆属之阳明，治痿不治阳明，终难起废。然而阳明有兼肺经而痿者，实是上病[1]，而非下痿之可比。其症必咳嗽、吐脓、吐痰，而双足无力，则与下痿之症颇同，而治法不可与下痿之病同治也。吾今立一方，治上痿者神妙，名为起痿上清丹。此方仍是治阳明之药，而妙在用金银花以治肺中之痿，清其肺气，自然下生肾水，肾水生而骨中之髓自生，又何必更补肾哉。况方中俱是轻清散火之味，轻清则上升，以散其肺中胃中之火，则阳明火焰自然不上冲于肺，而肺气安宁，又可不辨而自知也。至于下痿之症，虽治法不能离于阳明，然必竟以补肾为主。盖两足之无力，本是骨中无髓，而髓乃肾中之精也，不补其精，则髓从何出？况阳明胃经乃肾之关门，补肾正所以补胃耳。其症能食而饥，面红如火，昼轻夜重，吐痰如水者是也。方用坚骨起痿丹。此方妙在补肾而兼补胃也，可统治下痿之症，无不神效。但痿病非一二剂可以奏功，愿人遵守吾方，朝夕吞咽，断无久卧床席之人也。

起痿上清丹

麦冬五钱　金银花二两　玄参一两　北五味一钱　薏仁一两　生地五钱　天门冬五钱　天花粉三钱　甘菊花三钱　黄芪三钱　陈皮一钱　人参五钱　水煎服。

坚骨起痿丹

熟地三两　山茱萸一两　牛膝五钱　金钗石斛五钱　薏仁一两　山药一两　白术五钱　玄参五钱　麦冬五钱　丹皮五钱　地骨皮五钱　白芥子三钱　水煎服。

【注释】

[1] 上病：指病证表现、部位偏于上。《素问·五常政大论篇》："气反者，病在上，取之下。"

【精解】本门主要讲述了痿证之上、下辨证。虽然认为"治痿独取阳明"是治疗痿证的基本原则，但是治疗阳明兼肺经而痿者，是人体上部的疾病。虽然一定有咳嗽，吐脓，吐痰的症状，但是和人体下部痿证的治法不同。方用起痿上清丹，妙在用金银花治疗肺中之痿，清其肺气，自然下生肾水，肾水生而骨中之髓自生。而下痿之症，方用坚骨起痿丹，补肾而兼补胃也，可统治下痿之症。

《黄帝内经》设《痿证》专篇，对痿证的病因病机作了较为系统详细的描述，提出了"肺热叶焦"为主要病机的观点和"治痿独取阳明"的基本大法，并根据病因影响脏腑的不同，分为脉痿、肉痿、骨痿、筋痿、皮臂五痿，并认为痿证主要与肺、胃、肝、肾四脏有关。这些基本原则直到今天仍然对临床有着重要的指导意义。在这个基础上，本门做了更为详尽的发挥和完善，将痿证分上下，使痿证在诊断与治疗上形成了一个比较完整的理论体系。

痿证应辨别病情的虚实和病位。治疗其虚者宜健脾益气，滋补肝肾，实者则需要清热化湿，活血祛瘀。尤其要重视"治痿者独取阳明"，固护脾胃。临床上需要辨证论治，也不能简单从部位上区分，其可分为以下几个证型，如肺热津伤、湿热浸淫、脾胃亏虚、肝肾亏损证。症见始发热，或热退后突然肢体软弱无力，皮肤枯燥，心烦口渴，咽干咳呛少痰，小便短赤，大便秘结，舌红苔黄，脉细数。此即《素问·痿论篇》"五脏因肺热叶焦，发为痿留"之谓也。以上举例说明肺热叶焦，导致五脏失濡，筋脉失养。若不及时进行治疗，可能损伤五脏精气，使痿病更加严重。如果症见一侧或双侧下肢感觉障碍，或感觉消失，渐致下肢痿废不用，腰脊痠软，头晕耳鸣，遗精滑泄，或月经不调，舌淡红少苔，脉沉细数。此证属肝肾亏损，宜补益肝肾，临床上常常用地黄饮子合五苓散培补肝肾。

气病

【原文】气病[1]何以分上下也？如有人气逆冲而上，两胁饱满，又不作喘，又不咳嗽，痰如核结，欲吐不可，欲下甚难，谓非气之上症而何？治之法，又不可徒治其上也。此等之症，非[2]忧郁而得之，即恼怒而成之也。方用逍遥散最佳，不必更立奇方耳。如有人气崩迫于下，两腹作胀，欲泻不能，不泻更急，大便燥结，小便短少，脐下作痛而不可忍，或环脐而痛，或两足俱肿，谓非气之下症而何？而治之法，又不可徒治其下也。此等之症，虽亦因忧郁恼怒而来，然何以气不上而反下？盖上焦无火，其气无隙可乘，见下有可下之机，故随之而下奔，调其中而解其郁，亦非难治，故其势较上冲者反重，而治之实易也。亦用逍遥散和解之，亦随手而愈。然则予又何必取而细辨之乎？不知方可兼用，而症不可混观，辨明上下之症，而于逍遥方中，上病加苏子降气之味，下病增栀子泻火之品，又何至临症之旷[3]顾哉。

【注释】

[1]气病：脏腑经络气机失调的病证。见《诸病源候论·气病诸候》。

[2]非：《说文解字》："不，不是。"

[3]旷：《说文解字》："耽误。"

【精解】本门主要讲述了气病要上下辨症。气病首见于《诸病源候论·气病诸候》。气病与情志过极关系密切，如怒则气上，喜则气缓，悲则气消，恐则气下；其认为方用逍遥散效果最佳，辨明上下之症后运用此方加减，而于逍遥方中，上病加苏子降气之味，下病增用栀子泻火之品。气病亦与寒热偏胜有关，如聚热则腠理开而气泄，聚寒则经络凝涩而气收。又劳损可致元气虚衰，积聚可使气机壅阻。

气病如本门所述，应辨别病位的上下，气具有温煦、气化、推动、防御和固摄之功。气之为用，无所不至，一有不调，则无所不病。气有不调之处，即病本所在之处。故治疗时必以调气为要，而调气之法众多，如《读医随笔·升降出入论》所言："气之亢于上者，抑而降之；陷于下者，升而举之；散于外者，敛而固之；结于内者，流而散之。"推而广之，则寒之、热之，乃至按摩、针灸、饮食等均属于调气之列。情志抑郁的患者，由于气郁日久，化火熏灼，横逆犯胃。性情急躁易怒，胸胁胀满，口苦而干，或头痛、目赤、耳鸣，或嘈杂吞酸，大便秘结，舌红苔黄，脉弦数。临床上常用逍遥散加丹皮、栀子而成，具有疏肝解郁、清泻肝火的功效。但是需要注意的是，理气药大多辛香而燥，大剂或久用能耗气、散气和消耗津液，对血虚、阴虚以及火旺等，均当慎用。

痰症

【原文】痰症[1]之分上下者，其故何哉？痰在胃中者，上也；痰在脾中者，下也；痰在肾中者，下之下也。世人谓肺中有痰者误。盖肺乃娇脏[2]，一物不容，如何有痰？肺痰者，因肺有病而谓之也，其实皆胃中之痰耳。若心亦有痰，肝亦有痰，二皆因其病而命名，而终不可谓心肝有痰，不统之于胃中也。故言胃而凡有在上之痰，举皆包之矣。治上之痰奈何？健其胃而清其痰，补其气而利其湿，治上焦之痰，其庶[3]几乎。然而上痰终何以辨之？必感风寒而得之。或黄或白，或成块而胶结不开，或呕吐而终朝不已，或胸闷而作胀，或鼻塞而气粗，或咳嗽而随吐，或咯唾而难出，或如败絮，或如黄脓，此皆上痰也。我有一方，可以通治之，神效。方名攻痰散。此方健胃补气，又兼利湿消痰而去风也。痰在下者，虽有脾肾之别，而症实相同。脾气之虚，而后肾水之泛，肾气之乏，而后脾土之亏，原相因而至也。其症则有纯吐清水者，盖命门无火则水寒，命门无火则土亦寒，水土既寒，又何有堤防之障哉？势必狂澜汹涌上腾，泛滥而不可止遏。方用返流汤，一剂而痰静，再剂而痰消，四剂而痰无矣。此方妙在以白术为君健脾，而佐之以补肾消痰之药，引水归源，而先坚其土气，俟水不能荡其土，则土自然能制夫水也。

攻痰散

白术三钱　茯苓五钱　柴胡一钱　白芍五钱　半夏三钱　神曲一钱　黄芩一钱　甘草一钱　天花粉二钱　水煎服。

返流汤

白术一钱　山药五钱　薏仁五钱　芡实五钱　山茱萸五钱　北五味二钱　肉桂二钱　人参三钱　白芥子五钱　水煎服。

【注释】

[1]痰症：泛指痰涎停留于体内的病症，特指肺病。

[2]肺乃娇脏：肺为清虚之脏，外合皮毛，开窍于鼻，与天气直接相通，故外邪入侵，无论自口鼻而入，或从皮毛而入，均易犯肺而致病。

[3]庶：《说文解字》："但愿，或许。"

【精解】痰在胃中者上，痰在脾中者下，痰在肾中者下之下。实则痰的产生有不同的原因，不能简单地分为上下。其多由外感六淫、饮食所伤及内伤七情等，引起肺、脾、肾各脏气化功能失常所致。脾胃为后天之本，气机升降之枢。太阴湿土得阳始运，阳明燥土得阴自安。若脾胃升降失司，阴阳失和则痰涎停聚，百病始生。本门也为治痰从脾胃入手提供了理论依据，但是不能简单认为其提供的神方能解决纷繁复杂的各种临床问题。

痰的产生多由外感六淫、饮食所伤及内伤七情等，引起肺、脾、肾各脏气化功能失常所致。也应分辨病情的部位。但更应重视对脾胃的治疗。一是掌握该病证的脏腑虚实缓急，急则先治其痰，以化痰、祛痰为主，缓则求其本，治在肺、脾、肾。二是依据痰的不同性质，采用不同法则。对脾失健运、湿聚成痰者，宜健脾燥湿化痰；对火热内郁、炼津为痰者，宜清热化痰；肺燥阴虚、虚火灼津为痰者，宜润肺化痰；脾肾阳虚、寒痰内停者，宜温阳化痰。若外邪袭肺，肺失宣降、聚液为痰者，宜宣肺化痰；痰迷心窍者，宜涤痰开窍；痰火扰心者，应清心豁痰；痰停于胃，宜健脾燥湿化痰；肝风内动挟痰上扰者，宜息风化痰；胆郁痰扰者，宜清化热痰、降逆和胃；痰浊上犯于头，宜健脾去湿、化痰息风；痰气凝结于咽喉，宜化痰利气解郁；痰阻经络筋骨，宜软坚消结、通络化痰。饮为阴邪，遇寒而凝，得温而行。《金匮要略·痰饮咳嗽病脉证并治》说："病痰饮者，当以温药和之。"不仅阳虚而饮邪不甚者应予温化，而且逐饮、利水、发汗之剂中均应佐以温药。三是应分清标本缓急、表里虚实的不同，"病溢饮者，当发其汗"；病悬饮者，应攻逐水饮；支饮为寒饮伏肺，应温肺化饮。脾肾阳虚者，则宜温补脾肾，以化水饮。

痨病

【原文】痨病[1]之宜分上下也。五脏过劳，皆能成痨，何以止分上下？不知五脏成痨，非由上以损下，即由下以损上也。故言上下，而五脏之痨症已不外于此也，又何必逐脏以细别之乎？由上而损下者何如？大约先损其心，而后伤于肺，肺传之肝，肝传之脾，脾传之肾，而后死也。其症之外见者若[2]何？心惊不寐，咳嗽吐痰，饮食少思，两胁微闷，梦遗不休，身发潮热，足膝无力，此等之症，初起之时，补其阳虚，而少佐之滋阴之品，自易奏效。无如世人不知治法，妄用消痰降气克削之剂，不至于成痨不已。其已成痨，又不用杀虫之药于大补气血之中，无怪乎奄奄垂绝也。吾今悯惜世人，特传奇丹，于初病之时，于已病之时，急用吾方，皆可回春。方名补上救痨丹。此方之妙，平平无奇，而实有奇效，于补之中而寓以剿杀之计，所以奏功如响也。由下而上损者如何？因房劳而起也。先损其肾，肾传之心，心乃传之肺，肺传之肝，肝传之脾，脾仍传之肾。其症身先发热，骨蒸多汗，以致梦寐恍惚，吐痰不已，似饥非饥，似痛非痛，胁胀心跳，腹泻肠鸣，不可劳役，力难胜任，久则奄奄卧床，难于起立者是也。若误认作阳虚，误用参、芪，必致阳愈旺而阴愈消，咳嗽吐血，唾血衄血而不能止，梦遗精滑，强阳不倒，骨髓作酸，头晕眼花，恶症种种，不可枚举，谁知皆是不慎女色而然也。必须大用补阴，而加之化虫之味，始能夺命返魂，重登寿域。否则行尸坐鬼，不过旦夕为世上之人而已。吾今传一奇方，专治下痨，实见奇功，方名重春夺命丹。此方妙在地骨皮同鳖甲、地栗同用。盖痨病未有不骨髓内热者，地骨入于骨中，以清其虚热，鳖甲无孔不钻，与地栗粉相济，有虫则杀，有隙则填，阴虚则补，阳旺则衰，三者并用，实有至理。况各品又纯是补阴制阳之味，阴足而阳有不平者乎？此方之所以神而肆也。

补上救痨丹

麦冬三两　生枣仁三两　炒枣仁三两　山药六两　芡实六两　地骨皮六两　丹皮六两　当归六两　白芍一斤　人参三两　北五味二两　橘红八钱　白薇三两　神曲三两　茯神三两　万年青三片　薏仁五两　天门冬六两　各为细末蜜为丸，每日空腹服五钱，早晚各一服。

重春夺命丹

熟地一两　山茱萸五钱　麦冬五钱　北五味一钱　薏仁五钱　芡实五钱　山药五钱　地骨皮一两　丹皮五钱　地栗粉五钱　鳖甲末三钱　生何首乌三钱　菟丝子三钱　砂仁一粒　人参三分　水煎服。

【注释】

［1］痨病：一般指结核病。

［2］若：《说文解字》："如，像。"

【精解】本门主要讲述了痨病之上下辨症。指出五脏过劳，皆能成痨。于初病之时，于已病之时，可用补上救痨丹。因房劳而起也，先损其肾，肾传之心，心乃传之肺，肺传之肝，肝传之脾，脾仍传之肾。专治下痨，可用重春夺命丹。《古今医统·痨瘵门》即曾指出："凡此诸虫……著于怯弱之人……日久遂成痨瘵之证。"痨虫和正气虚弱两种病因，可以相互为因。痨虫传染是发病不可缺少的外因，正虚是发病的基础，是痨虫入侵和引起发病的主要内因。

痨病应辨别病情轻重缓急及虚实。中医辨证分型治疗主要通过不同的类型进行针对性治疗。先天禀赋不强，后天嗜欲无节，酒色过度、忧思劳倦、久病体衰时，正气亏耗，为内因，外受"痨虫"所染，邪乘虚而入，而致发病。

本病的发病部位，主要在肺。由于肺开窍于鼻，职司呼吸，痨虫自鼻吸入，直趋于肺而蚀肺，故临床多见肺失宣肃之症，如干咳、咽燥、咯血，甚至喉疮声嘶等。由于脏腑间具有相互资生、互相制约的密切关系，因此肺病日久可以进一步影响到其他脏腑，故有"其邪辗转，乘于五脏"之说。其中与脾、肾两脏的关系最为密切。脾为肺之母，肺痨日久，子盗母气，则脾气亦虚，可伴见疲乏、食少、便溏等症，其甚者可致肺、脾、肾三脏同病。本病病理性质的重点，以阴虚火旺为主。因肺喜润恶燥，痨虫蚀肺，肺体受损，首耗肺阴，阴虚则火旺，而见阴虚肺燥之候。故朱丹溪概括痨瘵的病理为"主乎阴虚"。由于阴阳互根，阴虚则火旺，可发展为气阴两虚，甚则阴损及阳。病理的转变，与病情的轻重及病程有关。一般说来，初起病变在肺，肺体受损，肺阴亏耗，肺失滋润，表现为肺阴亏损之候。继则肺肾同病，兼及心肝，而致阴虚火旺，或因肺脾同病，阴伤及气而致气阴两虚，后期肺脾肾三脏交亏，阴损及阳，可趋于阴阳两虚的严重局面。

心惊

【原文】心惊本是上症，而余分上下者有故。心与肾相通，心气不下交于肾，则能成惊而不寐，肾气不能上交于心，亦能不寐而成惊也。故症须分别，而治法亦宜各异也。但二症何以别其在上在下乎？大约心不交肾者，终日不寐，而肾不交心者，终夜难眠耳。以此分别，最得病情。若人有心惊不寐于日者，用止惊补心汤。一剂即寐，二剂而心惊少安矣，四剂全愈。此方补心而不补肾，惟引其心肾之合，而不必治肾经之虚也。盖肾气原未常大虚，补其心而肾不必上之于心，则肾气有养，又何至心肾之不交哉。心惊而夜不寐，此肾水之竭，急用定惊补肾汤。此方妙在大补肾水，而不去补心，肾足原能上通于心也。方中用肉桂、黄连相济成功，盖二物同用，原能交心肾于顷刻，况又有肾经之味，大壮其真水之气，则水火既济，亦何至惊悸而不寐哉？

止惊补心汤

人参五钱　白术五钱　茯苓五钱　炒枣仁五钱　丹砂二钱　竹茹一钱　远志一钱　甘草一钱　麦冬五钱　黄连三分　肉桂三分　半夏八分　北五味一钱　水煎服。

定惊补肾汤

熟地一两　山茱萸五钱　山药五钱　北五味二钱　牛膝三钱　葳蕤五钱　当归五钱　丹皮三钱　沙参一两　薏仁五钱　芡实五钱　白芥子三钱　肉桂一钱　黄连二分　巴戟天五钱　白术三钱　水煎服。

【精解】本门主要讲述了心惊之上下辨症。认为心与肾相通，心气不下交于肾则能成惊而不寐，同时肾气不能上交于心，也能造成不寐，治法不同。心不交肾者，终日不寐，而肾不交心者，终夜难眠耳。若人有心惊不寐于日者，用止惊补心汤。心惊而夜不寐，此肾水之竭，急用定惊补肾汤。

心惊应辨别病情轻重缓急及虚实，正如篇中所说心惊都会导致失眠。根据中医的五行理论，心属火，肾属水，心火必须下降到肾，使肾水不寒，肾水必须上炎于心，使心火不亢，都称为心肾相交。心在上焦，属火；肾在下焦，属水。心中之阳下降至肾，能温养肾阳；肾中之阴上升至心，则能涵养心阴。在正常情况下，心火和肾水就是互相升降、协调，彼此交通，保持动态平衡。心肾不交是指心阳与肾阴的生理关系失常的病态。患者症见心悸失眠，虚烦神疲，梦遗健忘，手足心热，口舌生疮，舌红少苔，脉细而数。虽然脏腑分属的部位不多，但表现得症状相似，所以在临床运用时常常不分上下，以黄连、肉桂加减使用，使心肾相通，患者失眠的症状缓解，从而也可取得不错的疗效。

中满

【原文】中满之宜辨上下也。既曰中满矣，似于病不在上，病在下矣。不知中满，中宫似满也，非肺气之虚以成满，即肾气之虚以成满也。肺气苟旺，则清肃之道下行，胃脾且奉令之惟谨[1]，又何至有饮食之阻滞以成中满哉？惟其肺气之衰，清肃之令不行于中州，于是肝木寡畏，来克脾胃之土，中州受祸，贼人截路，粮道不通，而中满之病生矣。其症胸觉微饱，吞酸吐酸，能食而不饥，既食而作胀，此皆上病而非下病也。法当用健土制肝之味，尤宜用补肺扶金之药，始为得之。方用助金制满汤，此方补气以助肺金，薏仁、山药之类，以培土气，枳壳、萝葡子[2]之类，消食以去胀满，此方之相制而相成也。初服之时，少觉微闷，久服自通。倘不知此等妙法，而妄用削刻消导之品，初觉快而后觉甚矣。此塞因塞用，实有妙机也。至于肾虚成满者，半由于脾之寒，而脾之寒又因于命门之火少也。釜底无薪，何能煮焚？肾气既虚，下不能消，必反而上，此所以成中满之症也。其症必腹寒而时痛，小便清长，大便闭塞，盖大肠之能开能合，肾操权也。今肾水干涸，则大肠无水以润之，日日煎熬，肠亦细小，肠既细小，水谷难化，而糟粕之类，不能直达于肛门，势必停积于下，下流既闭塞，势必上反而中满，此等之病即翻胃之渐也。世人以翻胃为脾肾之症，误矣。当急补其肾水，而更益之以命门之火。盖此水乃真水[3]也，真水非真火不能生，水中补火，正火中补水也。水生而大肠有水以相济，则舟舶可以相通，粮路可以输挽，下既无阻抑之途，则自无饱满之苦。倘不知此等妙论，而徒用大黄、牵牛之类以峻攻之，徒取一时之宽快，反成日久之闭结，转利转虚，遂成不可救药之病矣。方用宽中散，此方纯补肾经，而少佐之以补肝，使肝木平和，不来克土，则肾水更能润泽于大肠，大肠既润，又何隔塞之不通哉？此又不治中满，而正所以治中满也，人又不可不知之耳。

助金制满汤

人参一钱　白术一钱　茯苓三钱　神曲一钱　甘草一分　萝葡子一钱　大腹皮五分　枳壳五分　山药五钱　薏仁五钱　山楂五粒　麦芽一钱　谷芽一钱　水煎服。

宽中散

熟地二两　白芍五钱　当归五钱　麦冬五钱　牛膝三钱　玄参三钱　葳蕤五钱　车前子一钱　鳖甲五钱　龟胶三钱　山茱萸三钱　山药五钱　丹皮三钱　沙参三钱　水煎服。

【注释】

［1］惟谨：谨慎小心。惟，但是；只是。谨，慎重；小心。

［2］萝葡子：葡，通"卜"。萝卜子又名莱菔子、萝白子、菜头子等。

［3］真水：一身津液皆为机体所需，称为真水。

【精解】本门主要讲述了中满之上下辨证。中满在上者因肺气虚，肝木克土，症见吞酸吐酸，能食而不饥，食后则胀。法当补肺扶金、健脾制肝，方用塞因塞用之助金制满汤。其症在下者多因脾胃虚寒，脾胃虚寒又因命门之火少。症见腹寒而时痛，小便清长，大便闭塞。法当补肾少佐补肝，使肝木平和，不来克土，则肾水更能润泽于大肠，大肠既润，而中满除，方用宽中散。

中满不仅有上下辨证，也有虚实辨证，如《医林绳墨·臌胀》："中满之症，中气满闷，当胸之下，胃口之上，一掌之横，按之坚石，有形作痛，此名中满者也。由其忿怒太甚，不能发越，郁结中州，痰涎停，乃成满也。"此段描述中满为脘腹胀满，甚则可见有块坚硬疼痛之证，此为实证。正如张介宾在《景岳全书·痞满》中指出："凡有邪有滞而痞者，实痞也，无物无滞而痞者，虚痞也。有胀有痛有满者，实满也；无胀无痛而满者，虚满也。实痞实满者，可消可散，虚痞虚满者，非大加温补不可。"这种虚实辨证补充上下辨证的不足，对后世痞满诊治颇有意义。

中医所谓的中满是指由于脾胃位于中焦，所以一旦脾胃虚弱，则中气不足，消化运作之力不足，导致胃中湿邪过于强盛，以致出现胀气、痞积、满闷、胀痛等症。《杂病源流犀烛·腹少腹病源流》治食滞中满而痛者，用干姜、苍术、白芷、川芎、香附、姜汁之类。宿食不消、面黄、吞酸者，用丁香脾积丸，或平胃散加草豆蔻、枳实、半夏。下症肾虚而致满者，为反胃之渐，隋代巢元方的《诸病源候论》将反胃描述为"朝食暮吐，暮食朝吐，心下牢大如杯，往来寒热，甚则食以即吐"，与西医学的幽门梗阻极为相似。

关格

【原文】关格之症，原有上下之分，一上格之而不得入，一下关之而不得出也。上下既有相殊，治法亦宜各异。大约上格之而不得入者，当治肝；下关之而不得出者，当治脾。然而开郁行气，则上下皆同也。上格之症，水食俱不可下，一得水食则吐出，两胁饱胀，气逆拂抑，而觉气不能通。初起之时，以逍遥散和解之，何致成不可救药之症？惟其不与此汤也，则肝木终无解时，又加另服他药，则愈加胀闷。吾今定一方，缓缓呷[1]之，自然重门[2]渐开，转输有路矣。下关之症，大小便俱不能出，上食水谷，觉胀闷欲死，气急而息粗。初起之时，亦以逍遥散和之，亦随手奏功。而无如人之不识也，则脾气转燥，而肝木来凌，大小肠火势阻遏而不能下达，其势甚急。然而较上格之症，实少轻也。盖邪在上，难于发泄，邪在下，易于推荡也。用四物汤加大黄、柴胡，于补中兼下而散之，则火郁可开，关门可启矣。谁谓关格之症，可不分上下以治之乎？

增补逍遥汤

白芍三钱　白术一钱　枳壳一钱　当归三钱　柴胡一钱　香附一钱　甘草五分　川芎一钱　炒栀子一钱　茯苓三钱　陈皮五分　天花粉一钱　竹沥五匙　水煎服。

【注释】

[1] 呷：参见卷之一"阴症阳症辨"之"霍乱"。

[2] 重门：谓层层设门，这里主要是上下关格之门。

【精解】关格一词最早见于《黄帝内经》，并非病名。《灵枢·脉度》："阴气太盛阳气不能荣也，故曰关；阳气太盛阴气不能荣也，故曰格；阴阳俱盛，不得相荣，故曰关格。"汉代张仲景《伤寒论》正式将关格作为病名提出，认为"关则不得小便，格则吐逆"。清代对本病的认识逐步成熟，李用粹《证治汇补·癃闭》："既关且格，必小便不通，旦夕之间，陡增呕恶，此因浊邪壅塞三焦，正气不得升降……阴阳闭绝，一日即死，最为危候。"何廉臣在《重订广温热论》中首次提出其病机为"溺毒入血，血毒上脑"。喻嘉言在《医门法律·关格》中，力倡调治关格当"批郄导窍"，认为治之宜开通疏利，因势利导，俾使邪有出路。

　　本门提出，关格之上下辨证，上格治肝，下格治脾，上格下格初起之时，皆可用开郁行气之法，当以逍遥散和之。下格之肝木乘脾，大小肠火热郁结，不能下达，当用四物汤加大黄、柴胡，补中兼散，则火郁可开。现在多认为关格的辨证，应首辨脾肾虚损程度，次辨浊邪之性质，再辨是否累及他脏。治疗宜攻补兼施，标本兼顾，而不仅仅局限于肝与脾。阴阳有偏胜偏衰，寒热有虚实真假，病有久暂、轻重，故一病可见多证、可用多方。本门提及"大约上格之而不得入者，当治肝；下关之而不得出者，当治脾"，疏漏难免，后学者当慎之。

真症假症辨

痈疽

【原文】痈疽之宜辨真假也少，若辨之不清，杀人多矣。痈疽之毒，结于藏府之中，发于皮肤之外，往往现假象以欺人，本是热而假作寒，本是阴而假作阳，其问辨明之法，尤宜亟[1]讲。如痈疽之初生也，身必重而口必渴，此现真象以示人也。及见疮口也，或现高突而作疼，止有一点黄头露形者，此真象也。或疮口作痒，现无数小头，无高突之形，止现圆圆一线之红影者，此假象也。及其头破出脓也，脓出红黄而作痛者，此真象也。脓出而不多，或现紫黑，疮口作黯澹[2]之状，不疼不痒者，此假象也。及其将收口也，云蒸雾起，肉拥皮绉[3]，虽有脓而黄红，中有脓而旁无脓者，真象也。坎陷色滞，脓少而血多，两旁之皮全无润泽之气，或外边皮生满，而中央仍复作疼，或中不满而作痒，旁反痛者，皆假象也。大约真者皆火毒者也，宜用散火以凉之；假者皆虚寒也，宜用补剂以温之，而少加解毒之药。余今二方，一治真症，一治假症，无不神效。治真者名为散真汤，此方散毒而又能祛火，未破者能消，已破者能收，自生毒之初，至出脓之后，皆可服之收功，不论前后而均宜也。治假者名为救假汤，此方大补气血，而又能散毒。凡遇阴症，不论初起、已破、已溃、已坏，以此方投之，即能起死为生，转祸为福，又何至有天人性命之忧哉？倘遇人贫家窘，无参亦可服，但加黄芪、当归可也。

散真汤

金银花一两　蒲公英五钱　生甘草五钱　荆芥二钱　当归一两　水煎服。

救假汤

金银花三两　人参三两　生黄芪五两　肉桂二钱　当归三两　水煎服。

【注释】

［1］亟：犹"急"。

［2］黯澹：亦作"黯淡"，昏暗。这里指皮肤颜色暗淡。

［3］绉：通"皱"，皱纹。

【精解】《医书》："痈者，六腑不和之所生。疽者，五脏不调之所致，阳滞于阴则生痈，阴滞于阳则生疽。"本门辨痈疽从症状、疮口外形、脓色、痛与不痛等来判别真假。真象者多为火毒，宜用散火以凉之，方以散真汤；假者皆虚寒也，宜用补剂以温之，而少加解毒之药，方以救假汤。这里所讲的真象指阳证，假象即阴证。为痈者，有痈在初期、成痈期、溃痈期之不同；为疽者，有头疽和无头疽两类。散真散和救假汤岂可通治之？听言不可不察，不察则善不善分。善不善分，乱莫大焉。

发为痈疽，体质好的人，痈完全可以自愈，使用中药、针刺可以促进自愈。比如在高热、疼痛的时候用新鲜的蒲公英、菊花、败酱草捣烂外敷；在体质虚弱、久久不成脓的时候，用补益气血的中药，比如黄芪、鹿角胶、穿山甲等，托里透脓；在脓成以后，可以穿刺引流；在脓尽以后，外敷、内服中药可以促进肌肉生长。总之一句话，因势利导，加强正气，祛邪外出，严防内窜。痈如果生长在体内，则比较凶险，轻则会内溃浸淫，重则脓毒入血扰心，所以治疗必须及时、妥当。

火症

【原文】火症之真假宜辨也。火症本为大热之病，热极则火势炎天，自宜显现火热之症，如何有真假之分？不知火原有二，有真火，有假火。真火者，实邪也；假火者，相火也。然而真火每见假寒以欺人，假火每见真热以欺世，少若用药之误，顷刻杀人矣。真火之见假寒奈何？身热而手足反凉，脉反沉细而口渴，心作懊恼而身反战栗，此阳症似阴，热极假作冰凉也。法当用大寒之药，以凉解之，方用攻真散一剂，而手足之凉，反作

97

如火之热，慎勿疑寒药之多用也。盖病是热极之症，见假寒以骗人，吾以真寒之药，攻其至坚，假象破而真状乃显，故手足凉者，而转为火热也。再以此汤少减一半与之，则胸腹一身之热尽去。倘疑前方过峻，改用他方，又且热变为寒，以成危亡之症矣，又何可不知，复为所误乎？行医者当于此等之病，着眼留心，则生死之权，不在阎罗，而在医者之手操之矣。假火而见真热之象奈何？此乃肾水涸竭，肾火无制，上腾而作热也。肾火者，少阴之虚火也。肾火得肾水以相资，则为真火，肾火离肾水以相制，则成虚火矣。相制者，忽而相离，则火无所养，忽然冲地而出，如霆如雷，劈木焚林，震天轰地者，龙雷之火[1]也。人身少阴之火亦然，有一发而不可止遏，由脾而胃，由心而肺，无脏不烧，无肤不害，咽喉方寸之地，安能止遏？自然火星奔越，目痛喉干，咳嗽吐痰，身热心烦，头痛耳鸣，诸证蜂起[2]矣。看其证候，绝是火之有余，谁知是水之不足哉？若错认作白虎汤症，而大用寒凉，石膏、知母肆情多用，下口即便灭亡，不知其故，而用吾攻真之汤，祸亦同之。然则治之奈何？当用六味地黄汤加麦冬、五味大肆吞饮，水足而火自归原。盖龙雷之火，原喜水也，寒凉之味亦水也，何以以水投水，而龙雷之火愈加飞越，其故何哉？盖水非真水，故龙雷之火愈为猖獗耳。六味地黄汤乃至阴之水也，阳水以制阴火，则阴火不能伏，阴水以制阴火，则阴火自能归。倘药中再加入肉桂少许，尤为得宜。盖龙雷之火，不特喜阴水之相济，而更喜阴火之相宜。肉桂亦至阴之火，以火引火，原为妙法，而更加入至阴之水中，水中引火，火自退藏，消归乌有矣。此种议论，实惊世人，然实有至理存焉，非故作幽奇之论。能知此等治法，医道自然神异，而治病又何有棘手哉？

攻真散

黄连三钱　栀子五钱　柴胡二钱　白芍一两　茯苓五钱　枳壳一钱　厚朴一钱　甘草一钱　天花粉五钱　黄芩一钱　水煎服。

【注释】

[1] 龙雷之火：参见卷之一"阴症阳症辨"之"双蛾"。下同。

[2] 蜂起：指很多人或事物如群蜂飞舞，纷然并起。这里指少阴之火，一发而不可止，诸症群起。

【精解】本门认为真火之见假寒之症，"此阳症似阴，热极假作冰凉也。法当用大寒之药以凉解之，方用攻真散"。然而，火证有外感及内伤之别，但临床上主要表现是里证，如心火的口舌生疮、胃火的牙龈肿痛、肝火的目赤涩痛等均为火症的表现。故虽均为火症，宜要同病异治，辨证加减。对于真火，本门仅列一方，疏漏难免，后学者当慎之。

火症分实火与虚火。实火多因感受火热之邪，或因外感其他病邪后转化。发病急，临床表现为热证、实证，治宜滋热泻火，如黄连、黄芩、栀子性味苦寒之类，但是苦寒败胃，苦燥伤阴，故苦寒药物不宜多用，中病即止；虚火多因脏腑阴阳失衡，阴虚则内热，如脏腑津液耗损，再加外邪引动，则生虚火，临床表现为阴虚内热之象，治宜滋阴清热。另外，临证应注意，火邪易伤津液，脉失濡养而有拘急或动风现象；火热之邪使血流加速，甚则迫血妄行，加之火热灼伤脉络，出现各种出血症状，如吐血、衄血、尿血、便血及紫斑等。

厥症

【原文】厥症之真假，最宜辨清，一[1]不明而立刻死亡于医人之手矣。盖厥症多一时变起，祸生仓猝，认之清，自然治之断也。厥症大约热者多而寒者少，然而热病偏见假者以相欺，而寒者偏见热者以相骗也。但热症甚多，颇难枚举。《内经》已将热厥尽情阐扬，而未言其真假，余又将何以逐症辨之耶？不知得其要，则一言可定，真假自分，又何必纷纷之论症乎？大约热厥之见假寒也，"作寒畏冷"四字尽之。每论诸厥，但辨其舌之燥滑，滑者寒，而燥者热也。汝见舌燥而红者，尤为热症，舌燥而白者，亦未尝非热也。吾定一方，方名扶危转厥汤，治热厥之症，无不神效。此方单平肝木，以泻其肝中之火，肝平火去，而各经之厥安，又何必问经寻方之为多事耶？至于寒厥之症，方名温经转厥汤，此方健脾以祛寒，寒去而厥自定也。汝见舌滑而呕吐，面目戴阳，两足冰冷者，乃寒厥也。所谓假寒而故见真热之状以欺人者也。此方投之，无不神效。倘或寒甚隔阳，加入人尿、胆汁为妙。

扶危转厥汤

白芍一两　柴胡三钱　当归五钱　炒栀子五钱　干姜一钱　天花粉三钱　车前子三钱　陈皮二钱　木瓜二钱　广木香五分　水煎服。

温经转厥汤

白术五钱　吴茱萸一钱　干姜一钱　半夏一钱　人参三钱　甘草一钱　附子一片　水煎服。

【注释】

[1] 一：初次，第一次；开始。

【精解】"盖厥症多一时变起，祸生仓猝"，说明了厥证乃危急之候，当及时救治为要。厥症大多热者多而寒者少，然而热病偏见假者以相欺，而寒者偏见热者以相骗，故临床应仔细分辨真假。临证时，重点辨舌之燥滑，滑者寒而燥者热。作者认为厥症应辨寒厥、热厥。然在临证时，厥症首辨病因，次辨虚实，再辨气厥、血厥、痰厥。病因不同，且病有久暂、轻重，故一病可见多证、可用多方。仅是寒厥、热厥，疏漏难免，后学者当慎之。

《黄帝内经》论厥甚多，概括起来可分为两类：一是突然昏倒，不知人事，如《素问·大奇论篇》曰："暴厥者，不知与人言。"二是肢体和手足逆冷，如《素问·厥论篇》曰："寒厥之为寒热也，必从五指而上于膝。"《伤寒论》《金匮要略》继承《黄帝内经》中手足逆冷为厥的论点，而且重在以感受外邪而致的发厥。《景岳全书》总结明代以前对厥证的认识，提出以虚实论治厥证，切中临床。

醒神回厥是主要的治疗原则，根据其虚、实证不同而辨证论治。实证治宜开窍、化痰、辟秽而醒神。开窍以辛香走窜的药物为主，宣窍通利气机而达到苏醒神志的目的。在剂型上应选择丸、散、气雾、含化以及注射之类药物，宜吞服、鼻饲、注射。虚证治宜益气、回阳、救逆而醒神。通过补益元气、回阳救逆而提高气的统摄能力。由于气血亏虚，故不可妄用辛香开窍之药。西医学中多种原因所致之晕厥，如癔症、高血压脑病、脑血管痉挛、低血糖、出血性或心源性休克等，可参考本门进行辨证论治。

吐血、衄血

【原文】吐血、衄血之宜分真假也，虽上文已言之矣，而真假尚未言之也。真者非寒热之论也，假者非虚实之论也。有人跌磕而忽然鼻血如涌泉而出者，此假衄血，非内伤而然也。吐血而受人打伤，以至倾盆而出者，亦假吐血，而非真吐血也。此真假如此之分辨，而非前症之言阴阳虚实也。二症亦相同，同是外伤，而治法亦宜相同，然而不可同也。盖跌磕伤鼻病在上，殴伤吐血病在上中下也。我今定二方，一治跌磕鼻伤衄血之症，方名补金丹，一剂而血止，再剂而不再发。此方妙在入肺，而又上能入鼻，使伤损者重全[1]，而窍开者重闭，又能生血补血，以大益其肺金，自能奏功如神也。殴伤吐血者，方名为护损奇丹，此方用归、芍以生血，而用大黄以逐瘀，瘀血去而新血生，新血生而瘀血止，实有神功也。二方救跌磕损伤俱妙，不独治二症之伤损也。

补金丹

生地一两　　麦冬一两　　枳壳五分　　败龟板一付　　甘草一钱　　荆芥炒黑，二钱　　人参三钱　　当归头三钱　　丹皮三钱　　桃仁七粒　　水煎服。

护损奇丹

当归一两　　牛膝三钱　　生地五钱　　大黄五钱　　红花三钱　　丹皮三钱　　白芍一两　　甘草三钱　　桃仁廿粒　　荆芥三钱，炒黑　　水煎服。

【注释】

[1]重全：重新痊愈。重，再次，另一次，重新。全，通"痊"，痊愈。

【精解】明代李时珍《本草纲目·主治一·吐血衄血》："吐血出于胃，衄血出于肺。"吐血出于胃，胃乃阳明多气多血之经，如玉女煎阳明经气血两燔证可以吐血，可以出斑疹皮下出血，也可以少量大便下血。另外，肝火犯胃、瘀阻胃络、脾不统血、脾胃阴虚等均可引起吐血。衄血包括眼衄、耳衄、鼻衄、齿衄、舌衄、肌衄等，以鼻衄为多见。提示临床要注重辨证论治，需询问病因，辨别症状、脉象，明确病机、证型。本门治吐血衄血各一方，同病异证者并非少见，临床当依证立法、方随法出，不可无视证之差异而固守一方。

一般因感受外邪所致的衄血起病急，病程短，多有外感表证，内伤所致者反之。治疗当根据火之虚实及所病脏腑的不同而采用清热泻火、滋阴降火、凉血止血、益气摄血等治法。治疗不宜火灸，不宜发汗，用药避免辛、燥、香、窜。衄血不止者，嘱其安卧，勿情志过激，依出血部位的不同，予局部冷敷。有吐血的患者在呕血之后的数天之内解黑便。吐血的颜色可由于出血量、出血的速度和在胃内停留的时间不同而表现为咖啡色、暗红色或鲜红色。吐血之前往往有恶心和上腹部（俗称心窝）不适感。吐血较多，且伴有较重的休克症状，如头晕、心慌、烦渴、出冷汗、晕厥，属上消化道大出血，病情较危重，当引起重视。

发狂

【原文】发狂有真有假，虽虚实可包其内，然而真假非虚实之论也。人有一时闷乱[1]，妄言见鬼，此痰迷心窍，而非火毒入心，非假狂而何？若作狂症治之，则死矣。如人不得志，先议论纷纭，以曲为直，讥刺雌黄[2]，本为无心之论，以消其郁郁不平之气，久之而狂成矣。见妻子而怒骂，谒[3]官府而指摘[4]，甚至赤身露体，终年累月而不止者，乃因假而成真，非若一时发狂，登高而歌，弃衣而走，见水而入之可比也。此等之病，但可治狂，而不可泻火，若作火狂治之，亦顷刻死矣。吾所以又立一门而畅谈之也。特传一方，二症俱可治之，方名为释狂丹。病人不肯服，两人执其手，一人抱其身，一人掘其齿，一人灌药，服后必然大骂，久之而身倦，又久之而身卧矣。听[5]其自睡，切勿惊他，醒来前症顿失。彼自索药，减半再与二剂，无不全愈，神之神也。

释狂丹

人参五钱　天花粉五钱　生枣仁五钱　白术一两　白芥子五钱　陈皮一钱　菖蒲二钱　丹砂一钱　柴胡二钱　白芍一两　当归五钱　郁金五钱　枳壳一钱　神曲五钱　水煎服。

【注释】

[1] 闷乱：气闷烦乱。

[2] 雌黄：古人抄书、校书常用雌黄涂改文字，此处指不顾事实，乱发议论。

[3] 谒：拜见。

[4] 指摘：指责，批评。

[5] 听：听凭，听任。

【精解】 火与痰是狂病的两大病因。本门以真狂、假狂之辨讲述火、痰之别。《素问·至真要大论篇》曰："诸躁狂越，皆属于火。"《难经·二十难》曰："重阳者狂。"此皆为真狂，应泻火以治之。《丹溪心法·癫狂》曰："癫属阴，狂属阳……大率多因痰结于心胸间。"一时闷乱，痰迷心窍，此为假狂。假狂日久，痰郁化火，则因假而成真。患者心脾虚而痰盛，故不可泻火，泻火则心脾益伤，痰涎益盛。治宜养心安神，疏肝理气，健脾化痰。

癫狂在阴证阳证辨中已有论述，阴虚火旺之阴狂并无痰象，需注意辨别。

狂病的辨治应注意区分痰、火、阴虚的主次先后，随证治之。本门所述患者或痰迷心窍，火热之象较轻，或久病体虚，不耐攻伐，故以人参、白术等健脾益气，天花粉清虚热，白芥子、陈皮、石菖蒲、枳壳等行气涤痰，当归、白芍等养血，柴胡、郁金等疏肝解郁，酸枣仁、朱砂等安神定志。

同时，狂病的治疗应重视精神疗法，加强精神护理，正确对待患者的各种病态，避免恶性刺激。针灸治疗狂病亦有较好的疗效，可酌情使用。

大吐

【原文】 大吐有真假也，既吐矣，如何有假有真之分？不知吐症而兼他症者多，吐为真象，则他症为假象，吐为假象，则他症为真象也，故亦不可不辨明之耳。如伤寒之有吐症也，伤寒为真，吐乃假象。若但止其吐，而不顾其寒，则寒症不能愈。如翻胃[1]之吐也，乃下元[2]之真虚，不治其虚，而止治其吐，则吐愈不可止，此吐症之所以有弄虚作假也。大约真吐者少，而假吐者多。真吐者止胃气之病，治其胃而即安其症，心中泛泛然[3]一时而来，非平昔之素有疾病，非火作祟，即风作虐耳。方用二陈汤加香砂平胃之品，一剂便可奏功。何治之易耶？以其真吐之病耳。若夫假吐之症，必观其病情，察其虚实，看其起居，观其口舌之滑燥，而后以治伤寒翻胃等症之药，因病而加减之，始可奏功，以安其吐，否则适[4]所以取败也。假吐余不立方者，正以病非一端，而方难执一耳。

【注释】

[1] 翻胃：即"胃反"。《金匮要略·呕吐哕下利病脉证治》："趺阳脉浮而涩，浮则为虚，涩则伤脾，脾伤则不磨，朝食暮吐，暮食朝吐，宿谷不化，名曰胃反。"

[2] 下元：下焦元气。

[3] 泛泛然：形容心神不定的样子。

[4] 适：恰恰。

【精解】呕吐的病因是多方面的，且常相互影响，兼杂致病。脾胃虚弱，痰阻食积而吐，此病在脾胃，谓之真吐，可以用二陈汤加香砂平胃之品治之。其余或外邪犯胃，或情志失调，或肾阳不足，皆谓之假吐。其中又有诸多变化，如《古今医统大全·呕吐哕》曰："邪客胃腑，在长夏暑邪所干，在秋冬风寒所犯。"不可一味地治疗脾胃，必须细致观察分辨，因病加减，方可奏功。

呕吐当辨虚实。实证多由感受外邪、饮食停滞、肝气犯胃所致，发病急，病程较短，呕吐量多，呕吐物多有酸臭味。虚证多属内伤，有气虚、阴虚之别，呕吐物不多，常伴有精神萎靡、倦怠乏力、脉弱无力等症。治疗以和胃降逆为原则。偏于邪实者，治宜扶正和胃降逆，邪去则胃和气降，呕吐自止，常用解表、消食、化痰、解郁等法；偏于正虚者，治宜扶正和胃降逆，胃气得复，气机和降，呕吐自愈，常用健运脾胃、益气养阴等法；虚实夹杂者，当审其标本缓急之主次而治之。

在审因论治中，不论何种治法，皆应该配合和胃降逆药物，以顺应"胃气以下行为顺"的生理功能。历代医家推崇的降逆止呕药物中，以半夏、生姜为著，而辛开苦降法中，辛味之生姜与苦味之黄连配合使用，最为常见而有效，值得参用。若呕吐者胃气已伤，遣方选药时不仅应注意正确辩证，而且用药应避免腥臊恶臭或对胃有明显刺激之品，如乳香、没药、地龙、水蛭等，当以气味淡薄、平和、芳香醒脾者为宜。《金匮要略·呕吐哕下利病脉证治》云："食入即吐者，大黄甘草汤主之。"临床有以本方治疗尿毒症所致呕吐，可参考。临床还需注意与妇女妊娠、肾功能不全、颅内疾病、胆囊及胰腺疾病所致呕吐鉴别。

大泻

【原文】大泻之症，何以亦分真假？其泻果有真假之分哉？亦以泻必兼邪，挟邪而泻，有因虚而泻者，实不相同，故吾又分门而辨论之。阴[1]虚而泻，乃真泻也，补脾阴之气，温命门之火，前已有方，故不再定。若挟邪而泻，乃假泻也，不可因其泻而用止泻之药。其症必腹痛，而有一阵一阵之景状者，乃邪泻，不比正泻之但痛而不动[2]也。邪泻者，必后重而里急，正泻则不然也。以此辨症，最为得情[3]。上文言泻，已定其方，然而止言挟火而泻，未尝论及挟邪而泻。挟邪而泻者，挟风而泻也。更有挟毒而泻者，此皆假泻，不可不知。余今立一方，风泻、毒泻，俱可通治，无不神效，方名秽逐丹。此方逐秽之中而兼去风之药，泻火毒而又利其水，浊者仍从大便出，而清者则从小便而行，真两得之道也。然何以知是风泻与毒泻之分？风泻者，里急后重，粪门作哗唪之声，风泻也；下如胶漆乌黑，屋漏水之污秽者，毒泻也。以此分别，大约无差，又在临症以细辨之。

秽逐丹

大黄三钱　车前子五钱　当归五钱　甘草二钱　槟榔二钱　枳壳一钱　萝卜子一钱　桃仁廿粒　栀子二钱　柴胡二钱　水煎服。

【注释】

[1] 阴：应为"因"之误。

[2] 动：变动，变化。

[3] 得情：获得实情。

【精解】本门主要讲述了真假之大泻。脾主运化，喜燥恶湿，若脾胃受损、脾虚湿盛，则脾失运化，湿困脾土，日久伤肾，脾失温煦，运化失职，水谷不化，积谷为滞，湿滞内生，遂成泄泻，此为真泻。若因外邪、饮食、情志失调引起泄泻，此为假泻。

《景岳全书·杂证谟·泄泻》曰："泄泻之本，无不由于脾胃。"肝肾所引起的泄泻，也多是在脾虚的基础上产生的，脾失运化，可造成脾虚，而湿盛又可影响脾胃运化。故脾虚于湿盛是相互影响，互为因果的。《杂病源流犀烛·泄泻》曰："是泄虽有风寒热虚之不同，要未有不源于湿者也。"说明"湿"是泄泻的主要病理因素，临床应注意祛湿。

本病应辨别虚实缓急。病因有外感、内伤之别，其病之本在于脾胃。急性暴泻多由感受暑、湿、寒、热等六淫之邪，或饮食内伤所致，病理性质多属实证，慢性久泻非仅体虚，或因木土不和，或因湿滞中宫，多属虚证，或见虚实夹杂。急性泄泻，应及时治疗，多数短期内可痊愈，少数患者暴泻不止，损气伤津耗液，可成惊、厥、闭、脱等危证，特别是伴有高热、呕吐、热毒甚者尤然。急性泄泻因失治或误治，可迁延日久，由实转虚，转为慢性泄泻。日久脾病及肾，肾阳亏虚，脾失温煦，不能腐熟水谷，可致命门火衰之五更泄泻。

大渴

【原文】大渴之症，有真有假。真渴者，饮水至一斗不止，舌如芒刺，眼赤如火，喉中吐火星者，真热也。热极而渴，非真渴而何？此等之症，不用石膏、知母、白虎之汤，大剂煎饮不可。人亦见症，自能用药，不必余之多辨也。虽是假渴之症，亦饮水而无休，而大便不见燥实，口中虽起白苔[1]而无芒刺，胸前虽觉热，而两目未见红肿，时时烦躁，而饮之热水亦宜。上部脉洪大，而下部又觉微细欲绝，上身以上有汗，而下身寒冷而无汗，此皆假渴之症也。余定一方，与此症实有相宜，方名甘露饮，一剂而渴减半，二剂而渴止。然后以六味地黄汤加麦冬、五味、肉桂为丸，每日早晚各吞下一两，服，三月不再发。此方神异而实平常。盖大渴之症，半是肾虚而胃火沸腾，胃为肾之关，关门不闭，肾火随胃火而上升，燎原之势，非水不能救，所以必得水而解渴，而杯水何能止之？故大渴之症，亦宜以此等大剂与之，雨沛滂沱，而漫山遍野之火，始无余焰矣。

甘露饮

玄参四两　熟地四两　麦冬四两　山茱萸四两　生地四两　肉桂五钱　北五味一两　牛膝四两　车前子二两　水煎服。

【注释】

[1]白苔：关于白虎汤证的舌象，张仲景仅在白虎加人参汤证中提到"舌上干燥"和"口干舌燥者"，而后世医家多认为白虎汤证以黄苔为主。

【精解】高热大渴多见于各种温热病中，表现为高热（体温在39℃以上）

和大量汗出同时出现，伴见面赤、烦渴引饮、口舌干燥，脉洪大有力，中医称之为阳明经热盛。阳明热盛是临床上常见重证。多由卫分顺传入气分，亦有直接发于气分而为阳明热证者。此乃邪盛正旺、邪正交争、里热蒸腾、热盛阳明胃经所致。属卫气营血辨证之气分证，其病机为阳明经热炽盛，病变部位在阳明胃经，即本门所云"真渴"。若口干而渴，渴不多饮，多是津液未伤，或津伤较轻，常见于阴虚证、湿热证、痰饮内停证、瘀血内停证及温热病之热入营分证，即本门所云"假渴"。

阳明热盛之真渴者，治宜清泻胃火、养阴增液，方用白虎汤加减大剂煎饮，若燥热内生，热毒较盛，口舌生疮者，亦可用黄连解毒汤加减。《简明医彀·作渴》曰："疮疡之证，必因膏粱厚味，或恚怒郁结，致毒火蕴蓄。渐觉心烦燥热，口作大渴，引饮不休，食已即饥，乃欲发痈疽之候。当急服清火解毒之药而预防之，可免斯患。"在临床诊治过程中，选方用药时宜切中病机，如针对阳明热盛者，宜清热生津，当用天花粉、芦根、葛根等，如用滋阴药可能助长邪热；针对阴不制阳而生虚热者，当用地黄、山药、女贞子、桑椹等，如用清热太过可能伤阴更甚。此外宜注意顾护脾胃，以防寒性药损伤脾胃。

狐疝

【原文】狐疝之有真假也，人知之乎？疝不同，原无真假，而狐疝独有之。人有日间有疝上升，夜间垂下者，此狐疝无疑矣。然而以狐疝之药治之，有效有不效[1]，何也？正未辨明其真假耳。真者若何？日隐而夜垂，其势必翘然[2]而举者也。盖狐性善战，而此病似狐，则其阳亦必似狐。古人象物命名，必非无意。真正狐疝，予以一方治之，甚效甚速。方用逐狐汤，一剂而病全愈，神方也。此方用沙参以补阴，用杜若以祛邪，已操必胜之道，又加群品，无非消痰逐秽之味，更用肉桂以引入膀胱之路，直捣中坚，所以奏功如响[3]也。此治真正狐疝者如此。若假者若何？亦日隐而夜坠，而势则终夜不起，即随起而随痿，遇寒更痛，或有经年累月而体木者，日间缩入，全无痛楚，此则狐疝之假者也。吾亦有一方，治之最妙，一剂轻，二剂又轻，三剂全愈。此方利腰脐而兼逐邪消痰，不必治狐疝而疝症全愈者也。以此分别以治疝，又何疝之不可治哉。

逐狐汤

沙参一两　橘核三钱　陈皮一钱　甘草一钱　槟榔一钱　天花粉三钱　肉桂五分　野杜若花根五钱，生者用二两，捣碎　水煎服。

白术一两　肉桂三钱　白芥子五钱　橘核二钱　小茴香二钱　枳壳一钱　茯苓三钱　野杜若花根生者一两　水煎服。

【注释】

[1]有效有不效：有时见效有时不见效。

[2]翘然：挺直貌。

[3]奏功如响：功效立竿见影，效如桴鼓。

【精解】《儒门事亲》言："岂知诸疝，皆归肝经。"足厥阴肝经"循阴股，入毛中，环阴器，抵小腹"，狐疝的发病与足厥阴密切相关。因肝气失于疏泄或寒湿下注于囊中，以致厥阴肝经气血不和，气机阻滞而发。

《杂病源流犀烛·积聚癥瘕痃癖痞源流》曰："狐瘕，出入少腹间，或隐或见，男子即为狐疝，女子乃名狐瘕，其苦阴酸涩，小便难，少腹瘀痛，胸膈腰背上冲而痛，其瘕甚，有手足成形者，乃不治证。"故"狐瘕"亦指女子少腹疼痛，有物或隐或现，如狐之出没无常，故名。"狐疝"之名，得之于其临床症状表现（男子睾丸卧则入小腹，行则出小腹入囊中，上下往来）与狐狸相类。女子"狐瘕"同男子"狐疝"相对而言。

在临床上，狐疝常见证型有肝郁气滞、寒凝肝脉、气虚下陷三型，应分而治之。因肝郁气滞导致经络失和者，当疏肝行气、消肿止痛，方用柴胡疏肝散加减。因寒凝肝脉者，当温经散寒、消肿止痛，方用暖肝煎加减。中气不足而下陷者，当益气举陷止痛，方用补中益气汤加减。本病类似于西医学的腹股沟斜疝，在临床上也常用手术方法治疗。

热入血室

【原文】热入血室，妇人之病也。妇人经行之时，忽遇风邪之侵，多成此症。其症发寒发热，似疟非疟，状似见鬼，谵语胡言，此热入血室之真病也。然亦有似是而非，又不可不辨。亦发寒发热，似疟非疟，但无见鬼之状，亦胡言乱语，饮食少思，此非热入血室之真病也。症既不同，治法亦宜少[1]变。如遇真正热入血室者，用小柴胡汤加减治之，一剂而热退，二剂而身凉，病全愈。若遇非真正热入血室者，乃肝木过燥，血不养肝，虽亦热症，而非入于血室之中也。欲滋其肝，必须大润其肾，肾水足而肝木自然发生，又何至有木郁之症？木郁既解，而寒热自除矣。方用凉肝解热汤。此方补肝胜于补肾，病原重[2]肝，故以补肝为主，而佐以补肾，子母相生，痰邪两去，而寒热尚留于人身，吾不信也。或曰："此病亦热也，何以不用凉药？"不知大凉则寒，寒则血凝而不生血，血不生，又何以润肝以解郁哉？况方中用丹皮，未尝不凉血以生血，一味而两用之，实有妙用也。

加减小柴胡汤

柴胡三钱　黄芩一钱　甘草一钱　丹皮五钱　半夏一钱　水煎服。

凉肝解热汤

熟地五钱　丹皮三钱　白芍一两　当归五钱　陈皮一钱　甘草一钱　天花粉一钱　白术五钱　柴胡一钱五分　水煎服。

【注释】

［1］少：稍微。

［2］重：以……为重。

【精解】热入血室的最早记载见中医学经典名著《伤寒论》和《金匮要略》。《伤寒论》曰："妇人中风，发热恶寒，经水适来，得之七八日，热除而脉迟，身凉，胸胁下满，如结胸状，谵语者，此为热入血室也。"《金匮要略·妇人杂病脉证并治》曰："妇人中风，七八日续来寒热，发作有时，经水适断，此为热入血室，其血必结，故使如疟状，发作有时，小柴胡汤主之。"经过历代医家的讨论和完善，现特指"妇女经期、产后或施行人流、引产术后等，在血室（子宫）空虚之际，感受外邪所致病者"。邪热乘虚（经期、产后、流产后等）而入，由表入里，与血相搏结，脉道阻滞；血室瘀热致肝之经脉不利；血室之热上扰心神血分；邪热内传，月经不当停而停，必有瘀血与邪热相搏，血室瘀阻，气血不通，正邪相争，故使寒热交替；邪热迫血下行等。且火热炽盛，可出现损伤阴液的表现。总之，"热入血室"的病机应该是中医六经辨证中太阳或阳明邪热乘虚内陷血室，侵入少阳，与血搏结，心神被扰，少阳经气不利，枢机不运而致，日久则可出现中医温病中"灼伤津液，邪热入心营"的表现。

在临床上学者对此病持有不同意见。楼友根等学者认为"热入血室"的诊断标准为"患者处经期或围经期，有风寒发热、神志异常、胁腹症状"，并认为"风寒发热、神志异常"为必见症状，是辨证要点所在。但也有学者认为"热入血室"不一定非要处在经期或围经期。潘新有和田凌云认为无论经水是适来适断，还是产后或施行人流、引产术后，在血室空虚之际而感受外邪所致外感病者，都有可能导致"热入血室"的发生。张介宾的《景岳全书·热入血室》曰："妇女伤寒，或劳役，或怒气发热，适遇经行，以致热入血室。"提示热入血室不拘于伤寒发热。

侯丽辉认为"热入血室"当属西医学的急性盆腔炎（包括子宫体炎、输卵管卵巢炎、盆腔结缔组织炎、盆腔腹膜炎）和产褥感染的范畴，常发生在宫腔操作术后和产后，但热入血室又并不完全等同于这些疾病。在临床的治疗上，张玉英认为"热入血室"的总治疗原则是泄热祛瘀为主，忌用辛散发表及苦寒攻下之法，并将其治疗原则归纳为：①因势利导，透邪达表法。方用小柴胡为主。适用于发热或寒热，如症状伴有少阳类证，且邪有外出之机的患者。②泄热逐瘀法。方以桃核承气汤加减，适用于"热入血室"，瘀热相搏，有阳明热结或产后感染湿热秽浊、瘀血热毒盛的患者。③疏肝泄热法。用刺法及逍遥散或丹栀逍遥散加减。适用于肝郁有热，或肝郁血瘀，以胸胁少腹两侧疼痛为主，而病势轻缓的患者。

痢疾

【原文】痢疾之真假，人多不识，不可不辨明之，以昭示万世也。大约白痢多真，红痢多假，人以白痢为寒，红痢为热，误矣。何以见白痢之为真，红痢之为假也？白痢如白脓，如鱼冻，如黄精，皆湿热之真象也。以去湿逐秽之药治之，大抵无甚差错，予亦不必再立方也。惟是如红痢而非痢，最能惑人，倘亦以痢药下之，是虚其虚[1]矣。其症必皆纯血而无粪，间[2]有秽物，亦必如脓而稀少。更[3]或久痢之后，即有血下，亦如败脓而黯黑相间，无神无色，此皆不可作痢治之，盖似痢而非痢也。此等之症，一作痢治，去生不远。吾今特传一方，治似痢之假症，无不如神，方名急生丹。一剂而血止，再剂而身安，四剂而全愈。惟有久痢而有败脓黯黑相间者，本方去附子，加萝卜子三钱煎服，余则俱照本方所定药味分两也。此方止血于补气补血之中，而绝不去治痢，故尔收功如响。此治假痢之法，实宜如此，愿人遵守之也。

急生丹

人参五钱　白芍一两　附子一片　黄芪一两　干姜二钱,炒黑　熟地二两　茯苓五钱　三七根末三钱　当归五钱　水煎服。

【注释】

［1］虚其虚：使虚弱的更加虚弱。

［2］间：夹杂。

［3］更：再，又。

【精解】痢疾以便血、腹痛、里急后重并见，便后不减，其病机为邪客大肠，与气血搏结，气血壅滞，腐败化为脓血。痢疾需辨虚实、辨寒热、辨气血。暴痢，年少、形体壮实，腹痛拒按，里急后重便后减轻者多为实，久痢，年长、形体虚弱，腹痛绵绵，痛而喜按，里急后重便后不减或虚坐努责者为虚。下血鲜红，或赤多白少，质稠恶臭，肛门灼热，口渴喜冷饮，小便黄或短赤，舌质红，苔黄腻，脉数而有力者，属热；痢下白多赤少或晦黯清稀，频下污衣，无臭，面白，畏寒喜热，四肢微厥，小便清长，舌质淡，苔白滑，脉沉细者，属寒。下痢白多赤少，为湿邪伤及气分；赤多白少，或以血为主者，为热邪伤及血分。

在临床上，痢疾相当于溃疡性结肠炎、细菌性痢疾及阿米巴痢疾等疾病。痢疾的治疗宜分清寒热虚实，初痢宜通，久痢宜涩，热痢宜清，寒痢宜温，虚实夹杂者宜通涩兼施、温清并用。痢疾的预后一般良好，因其或具有传染性，故重在预防、控制传播。痢疾在临床治疗过程中，除内服药物外，还可用灌肠疗法，使药物直达病所，提高疗效。下痢赤白脓血，里急后重者，常用组方如下：①苦参、马齿苋；②黄连、黄柏、马齿苋、白头翁；③马齿苋、地榆、黄柏、半枝莲；④白头翁根茎。上述疗程一般为 7 日。此外，在治疗过程中应注意：暴痢忌过补涩，以免留邪；久痢忌峻下攻伐，忌分利小便，以免伤正，并时时注意顾护脾胃。

痰症

【原文】痰之有假真也，人亦何从而辨之乎？痰之真者，人人而知之也。治真痰之症，亦人而能之也，故予亦不再立方矣。惟是痰之有假症，不可不畅谈之，以破世人之惑。如人终年终月吐痰如蟹涎者，此非真痰也。此乃肾之精，肾火挟之而化为痰，如釜[1]中之沸，乃火沸为痰耳。此症以上焦治痰之味投之而益甚[2]，以中焦消痰之味治之而益多，盖不能探其本源，而直入之于肾，岂以水救其火也？然则以何药救之乎？必须以补阴之味，而且上滋乎肺金之气，使金生水，而水制火，水足而火自归原。方用六味地黄汤加麦冬、五味，大剂煎饮，则痰气自清，不化痰而化精矣。然此等之症，亦须早治之为妙。失时不治，必变为青臭之痰，以成肺痿之症。吾所以特言假痰一门，教天下之人速以六味汤预[3]治其已然，非教人执此方以救于将困之时也。凡见有白沫之痰，不妨即劝其速用此汤，挽回于初起之日，自然手到成功，尤为易之也。

【注释】

[1] 釜：一种锅。

[2] 甚：严重。

[3] 预：预先。

【精解】 三焦气化失职，肺、脾、肾功能失调是形成痰证的主要病机。三焦司气化，为水液运行之道。若三焦气化失宣，阳虚水液不运，必致水饮停积为患。《圣济总录·痰饮统论》云："盖三焦者，水谷之道路，气之所始终也。三焦调适，气脉平匀，则能宣通水液，行入于经，化而为血，溉灌周身。三焦气涩，脉道闭塞，则水饮停滞，不得宣行，聚成痰饮。"肺居上焦而主气，又有宣发肃降和通调水道的作用。外感或内伤诸因，导致肺气失于宣降，通调失职，津液失于布散，聚为痰饮。脾居中州，主运化，布散水谷精微以养五脏。若湿邪困脾，或脾阳、脾气亏虚而致运化失司，均使水谷精微不归正化，聚而为饮。肾居下焦，主气化水液，司膀胱而泌清浊。若肾气肾阳不足，蒸化失司，水湿泛滥，亦可导致痰饮内生。三脏之中，以脾运化失司最为关键。因脾为水液运行之枢，脾阳既伤，上不能输精微以养肺，水谷不归正化，反为痰饮而干肺；下不能助肾以制水，水寒之气反伤肾阳，由此则致水液内停中焦，流溢四处，波及五脏。

痰饮为病，大多预后良好。但若饮邪内伏或久留体内，正气不复，则其病多缠绵难愈，且易因感受外邪、饮食不当、劳欲过度等因素而反复发作，导致病势逐渐加深加重。重者可因阳气衰微，饮邪独盛，导致亡阳暴脱。

痰证虚多实少，本虚标实。本虚为阳气不足，标实指水饮留聚。临证首先应辨别二者主次。其次应分辨病邪的兼夹和演变。在治疗过程中，应以温化为原则，饮为阴邪，得温则行，遇寒易凝。通过温阳化气，可杜绝水饮之生成。正如《金匮要略·痰饮咳嗽病脉证并治》提出："并痰饮者，当以温药和之。"同时还应该辨明表里虚实以治之。水饮壅盛者，应祛饮以治标；邪在表者，当温散发汗；在里者，应温化利水。正虚者补之，邪实者攻之。如属邪实正虚，则当消补兼施；饮热相杂者，又当温清并用。

大满

【原文】 大满之症，真假难知，必须辨明，始无差错。大约真满之病，邪气横塞于胃中，得之伤寒之症者居多，仲景张公用陷胸汤是也。但此方峻利[1]，无病之人误服之，下喉之后，觉心如崩陷，倘虚弱之人服之，又将何如？故必同伤寒愈后作大满者，曾否用过何物？倘有食塞在胃中，可用陷胸汤下之。然亦一时权宜之计，而不可执之以概治大满之症也。伤寒大满，倘能可以忍受，不若饿以待之为妙，亦不必定用陷胸之汤。况原无大满，更非实满乎？乌可孟浪[2]用之，以天人之性命哉！至于假满之症，心懊恢[3]而难眠，腹虚胀而不实，手中按之而不痛，以指弹之作逢逢之声，水饮可入，食物难进，此皆假满之病也。法当开其木郁之气，培其脾胃之土，分其下消之势，宣其上焦之滞，自然中州太平，输挽[4]有路，运用有基，又何虑中满之患哉？犯此等之病，宜久治而不可责之近功。余定一方，时时常服，自然郁开而满除也，名为化消汤。此方无论伤食，俱可见效。方中再加柴胡七分、芍药三钱，凡遇满症，均可施治，此又治假满之法也。

化消汤

人参一钱　甘草一分　萝卜子一钱　白术五钱　薏仁五钱　枳壳一钱　陈皮五分　厚朴五分　神曲五分　山楂五粒　麦冬二钱　砂仁一粒　水煎服。

【注释】

[1]峻利：形容药力猛烈。

[2]孟浪：轻率。

[3]懊恢：胸膈间自觉有一种烧灼嘈杂感的症状。

[4]输挽：运送物资。

【精解】痞满相当于西医学中慢性胃炎、功能性消化不良、神经症、胃下垂等疾病。痞满与感受外邪、内伤饮食及情志失调有关，其基本病机是脾胃功能失调，中焦气机不利，脾胃升降失职。病理性质不外虚实两端。痞满初期，多为实证。因外邪入里、食滞内停、痰湿中阻等诸邪干胃，导致脾胃运纳失司，清阳不升，浊阴不降，中焦气机阻滞，升降失司出现痞满；肝郁气滞，横逆犯脾，亦可致气机郁滞之痞满。实痞日久，正气日渐消耗，损伤脾胃，或素体脾胃虚弱，而致中焦运化无力，可由实转虚。湿热之邪或肝胃郁热日久伤阴，阴津伤则胃失濡养，和降失司而成虚痞。因痞满常与脾胃不运、升降无力有关，脾胃虚弱，易致病邪内侵，形成虚实夹杂、寒热错杂之证。此外，痞满日久不愈，气血运行不畅，脉络淤滞，血络损伤，可见吐血、黑便，亦可产生胃痛或积聚、噎膈等变证。

痞满是临床上常见的病症，以胃脘痞满、满闷不痛、按之软而无物、外无胀形为主要表现。发于胃脘，责之肝脾，形成原因有食、气、痰、湿、热、虚等方面，病理改变为中焦气机不利，脾胃升降失常。初病多为实证，久病不愈则耗气伤阴为虚证，但临床上常表现为本虚标实、虚实寒热夹杂之证。临证治疗以调和脾胃、行气消痞为基本原则，遵照"虚者补之，实者泻之"的原则，祛邪扶正，平调寒热。尽管本病病情迁延反复，但只要坚持治疗，注意饮食、情志的调摄及体育锻炼，一般预后较好。

在治疗过程中，应注意顾护脾胃。在治疗实痞时，常用辛温燥湿之品，用量太过则易伤胃阴，湿热蕴结或肝气郁久均易化火伤阴，故在用砂仁、厚朴、陈皮、法半夏等辛燥药治疗时，应谨防用药太过，而伤及胃阴；对于脾胃阴亏虚者，滋养胃阴时用药不可过于滋腻，以防阻滞气机，故选用理气消痞的药物时，宜以轻清为主要原则，可适当选用枳壳、佛手、竹茹、川朴花等理气消痞；同时，应佐以养胃阴之品，方能不偏不倚，消除痞满之证。

疟疾

【原文】疟疾[1]之有真假，何以辨之乎？发时有一定之时刻者，真疟也。发时或早或迟，或昼或夜，而无一定之时刻者，假疟也。虽治之法可以通用，而治之症不可不知。予所以又立一门而再辨之。真疟之方，以从前上文已传神效之方，可不必再为立方矣。然而真疟之症，多有鬼祟为耗，我前所定者，皆方而非法，我今更传篆法，治之实奇而且效之极，愿吾子广传于世，将来刊刻此书，亦不妨付之剞劂[2]，以彰吾救世之心也。

太乙符不必咒语，但书符时不可喷声，用朱砂书符，一气书完，心对于我书之，将此符与病人带在头上，或系在发内，或藏在耳中，俱妙。但先须对病人说明就里，当日该发之前，悄悄如法，系藏在发内耳中，当日断断不发疟矣。无力买药饮者，与之最妙之法，当日愈后，即以此符焚在姜汤内，朝东或朝日光对吞之，不再发也。神效之极，勿视为寻常也。假疟之症，又不可如此治之。假疟者，因真气之未甚大虚，与邪气之两相战斗，故正胜则邪退，邪胜则正负，因气机之往来，致寒热之作止，所以时节之不准，而无定候也。补其正气而兼带消邪，奏功最易。吾今亦传一方，名为助正消疟汤，此方补气补血，而佐之柴胡，以舒发其半表半里之邪，消痰消食之药，即有邪气，何从潜伏？况正气既强，主人善战，门户重修，刀枪俱备，自然气势张，而贼人且望之而走，又何必亲加格斗哉？此又治假疟之法也。然吾更有一法，以救贫穷无力买药之人，服吾符亦能却病，并传于后。

书此符于茶杯水碗之内，不必书纸焚烧也，服符亦不可喷声。

助正消弭汤

黄芪五钱　柴胡二钱　白术五钱　半夏一钱　当归三钱　白芍三钱　甘草一钱　茯苓五钱　砂仁三粒　神曲二钱　麦芽二钱　山楂十粒　防风五分　水煎服。

【注释】

[1] 疟疾：以疟蚊为媒介，由感染疟原虫引起的周期性发作的急性传染病，《礼记·月令》："孟秋之月，寒热不节，民多疟疾。"郑玄注："疟疾，寒热所为也。"

[2] 剞劂（jī jué 击决）：一种刻镂的刀具，出自《楚辞·哀时命》："握剞劂而不用兮，操规矩而无所施。"洪兴祖补注引应劭曰："剞，曲刀；劂，曲凿。"此处指雕板，刻印。

【精解】陈氏言疟疾发有定时为"真疟"，发无定时为"假疟"。"真疟"多因感受"疟疾"，由外感风寒、暑湿或饮食劳倦等诱发，以邪实为主，且与正虚有关，邪伏于半表半里之间，出入机体营卫，邪正交争，疟邪伏藏，寒热休作有时，疟疾发作有时。陈氏认为"假疟"正气尚存，并无大虚之症，因而邪正相争之时，多邪胜正负，虽有寒热往来之症，但发无定时，其虽与"真疟"症状相似，但治疗之法不同。然陈氏论及真、假疟的治疗，均提及迎神念咒服符，实乃糟粕，有待商榷。

疟疾之辨证应首辨真假，以祛邪截疟为主要治则。邪正相争，寒热休作有时多为正疟，方用柴胡截疟饮加减；素体阳盛，暑邪内蕴，热多寒少多为温疟，方用白虎加桂枝汤加减；若素体阳虚，复感寒邪，阳气不能外达肌表，寒多热少为寒疟，方用清瘴汤加减；若疟邪久恋，耗气伤血，遇劳则发，为劳疟，方用何人饮加减。疟疾的预防措施包括加强灭蚊、防蚊措施，发作期间应卧床休息，应在疟疾发作前 2 小时服药，发作时不宜服药。

中医治疗疟疾成效显著。新安医家吴楚补中益气法治疗疟疾，治疗疟疾时，善于标本兼治，并时时注重顾护脾胃，多以温肾固元、健脾养血立法，尤善重用参、芪、桂、附，与汪机之"参芪双补说"不谋而合，疗效较佳。近年来，从青蒿中提取的青蒿素治疗疟疾的实验、临床研究均取得了卓越成就，抗疟新药由此诞生。2015 年屠呦呦因青蒿素和双氢青蒿素获得诺贝尔生理学或医学奖，为疟疾的治疗作出了重大贡献。

伤寒

【原文】伤寒[1]有真假也,阳症假作阴症,阴症假作阳症,辨之不清,下喉即死,可不慎欤!夫纯阴之症,自然易明;纯阳之症,自然可识。惟是真见假而假见真,人患此病,已在半死半生之际。天道以观人心之善不善也。有一念之善,危变为安;无一念之悛[2],生且入死。无奈世人不知,犹怪生病之拙,可叹也。虽然,病之成于似阳似阴者,天道之奇,而必辨其似阴似阳者,医道之法。岂可以天心之警戒,为医者免谤之资乎?宁知真假,叹病之难医,不可昧于假真,听病之莫救也。吾故谈各门之外,又将伤寒阴症似阳、阳症似阴之真假,而重为辨之也。阳症见假阴之象,必有身热、手足寒而厥逆之状,口必干燥,而脉反细微。此等之症,当从症而不可从脉。观其舌之黄白红赤之若何。真热之症,舌必如刺,非黄即赤,非黑即灰,以此辨之,万无一失。急以大承气下之,或以大柴胡汤和之,二汤之中,又必按人之腹痛甚者用之,必无有差失之误也。阴症似真热之症,身亦有时而发热,腹亦有时而作痛,手足亦时而作逆,而口渴喉肿,往往有之,与之凉药而作吐,与之热药而亦吐,此阴盛隔阳,上假热而下真寒也。方用白通汤加人参、附子,煎冷与服,一剂而病如失,然亦须验舌,舌必白苔而滑,断不干燥,断不芒刺,此又可辨而明者也。将此等之症了然胸中,又何致动手杀人?吾传道至此,实一段悲悯怜惜之心也。以吾传而告之,天下自无再误之理。愿远公广传刊布,以慰我碧落[3]之怀也。

【注释】

[1]伤寒:伤寒并非西医学所指的伤寒杆菌引起的伤寒病,此处伤寒乃狭义伤寒,指感受寒邪引起的外感热病。

[2]悛(quān 圈):悔改;本义指停止;《说文解字》:"悛,止也。"

[3]碧落:泛指天上的意思。

【精解】本文实论真阳假阴、真阴假阳之证,需与仲景所言伤寒病区别。寒热真假之证易于混淆,临床需明辨病证,才可对症下药,反之可能会导致延误病情,甚至加重病情,有生命之忧。真阳假阴之人,虽有手足寒而厥逆、脉细微之阴证,但必有口鼻气热、口渴喜冷饮、大便秘结、小便短赤、舌红绛等阳证,此时寒、热的表象属标,内里的寒热才是其本质。真阴假阳之证,虽见身热、腹痛等热象,但必见喜热覆被、蜷缩而卧,舌质白、苔润等寒象,此乃阴盛于内，格阳于外，寒证乃其本质。辨别寒热的真假，应对疾病进行综合观察，不可孤立、局限地根据某一症状进行判断，必要时可舍脉从症。《景岳全书·传忠录》曰："寒热有真假者，阴证似阳，阳证似阴也。盖阴极反能燥热，乃内寒而外热，即真寒假热也。阳极反能寒厥，乃内热而外寒，即真热假寒也。假热者最忌寒凉，假寒者最忌温热。察此之法，当专以脉之虚实强弱为主。"也说明了伤寒病明辨真假的重要性。陈氏告诫后人不辨寒热真假者实若"动手杀人"，后学当谨慎从之。

伤寒真阳假阴，即"真热假寒"之证，乃阳热内郁不能外达，格阴于外所致，且邪热越盛，厥冷的程度越重，即所谓的"热深厥亦深"，本质仍是热证，其症见内实者宜用大承气汤，症见潮热者选用大柴胡汤解而下之，内不实者以白虎汤清之。真阴假阳证，即"真寒假热"之证，乃阳气虚衰，阴寒内盛，逼迫虚阳浮越于上、格越于外所致，是危重寒证的表现，本质是寒证，方用白通汤加人参，治疗以温药为主。除真寒假热典型症状外，兼见肾阳虚衰，可选右归饮加减；寒如少阴，阳衰厥逆则用四逆汤加减。

方名索引

（按笔画排序）

七画

八画

九画

十画

十一画